AF602631

BIBLIOTHÈQUE RÉTROSPECTIVE

PUBLIÉE SOUS LA DIRECTION DE

M. CHARLES RICHET

Professeur à la Faculté de médecine de Paris

LES MAITRES DE LA SCIENCE

BICHAT

De l'Influence que la mort du Poumon exerce sur la mort du Cœur; — sur celle du Cerveau; — sur celle de tous les Organes et sur la mort en général.

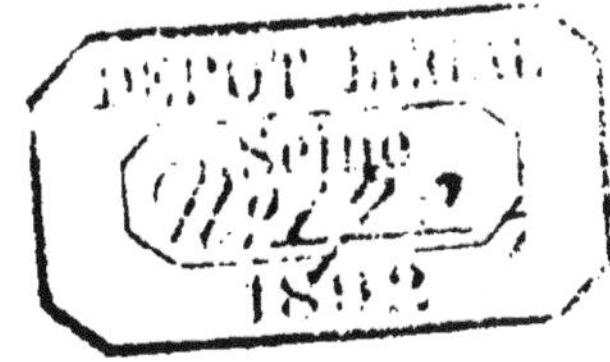

PARIS

G. MASSON, ÉDITEUR

LIBRAIRE DE L'ACADÉMIE DE MÉDECINE

120, BOULEVARD SAINT-GERMAIN

1892

BIBLIOTHÈQUE SCIENTIFIQUE RÉTROSPECTIVE

AVANT-PROPOS

Nous devons expliquer en quelques mots le but et la portée de cette publication.

Nous l'avons appelée « Bibliothèque scientifique rétrospective », parce que notre intention est double : d'une part, nous voulons que cette Bibliothèque soit franchement scientifique, avec des faits et des détails utiles encore à connaître aujourd'hui ; et, d'autre part, nous avons l'intention de n'admettre que des travaux devenus absolument classiques et consacrés par l'admiration universelle.

A notre époque, en cette fièvre de production hâtive, on se dispense trop d'avoir recours aux auteurs originaux. Une analyse, presque toujours inexacte et toujours insuffisante, voilà ce que demandent le lecteur superficiel, l'étudiant, et même le professeur. Quant à se reporter aux ouvrages fondamentaux et originaux, on n'y pense guères, et peut-être n'y pense-t-on pas parce que rien n'est plus pénible que d'aller consulter les vieux documents bibliographiques.

Ainsi, pour prendre l'exemple du premier ouvrage que nous publions ici, il n'est pas facile de pouvoir lire Lavoisier dans la forme originale. La grande publication in-quarto du ministère de l'Instruction publique est fort coûteuse, et d'ailleurs à l'heure actuelle elle est tout à fait épuisée. Quant aux mémoires de l'Académie des sciences, qui donc peut les avoir chez soi? Alors, comme on ne peut lire Lavoisier que dans les bibliothèques publiques, on ne le lit pas, ce qui est bien simple et à la portée de tout le monde. Il s'ensuit que presque personne n'a lu Lavoisier; et c'est assurément grand dommage.

Nous voulons changer, dans la faible mesure de nos forces, cet état de choses. Il faut que tout étudiant, tout travailleur, puisse connaître les maîtres de la science autrement que par des citations de dixième main. Pour être un homme de bonne société, il faut fréquenter les gens de bonne société : eh bien! pour apprendre à penser, il faut fréquenter ceux qui ont pensé profondément, ceux qui, par leur pénétration, ont régénéré la science et ouvert des voies nouvelles.

Un manuel, c'est un très bon livre et probablement un livre nécessaire ; mais il faut sortir du manuel, et le meilleur moyen d'en sortir c'est de se reporter aux ouvrages des maîtres. Que dirait-on d'un peintre qui ne voudrait étudier les tableaux de Rubens ou de Raphaël que d'après des photographies? Encore les photographies donnent-elles d'un tableau une image plus exacte que l'analyse d'un mémoire de Lavoisier, de Lamarck, ou de Harvey, ou de Bichat, ne fait connaître la pensée de Lavoisier, ou de Lamarck, ou de Harvey, ou de Bichat.

Nous n'avons pas voulu faire de cette publication une œuvre de luxe. Nous avons préféré la mettre à la portée de tout le monde. Le prix de chacun de ces petits volumes est tout à fait modique, si bien que chaque étudiant, pour une dizaine de francs, va pouvoir posséder à peu près tout ce qu'il a besoin de connaître en fait de science parmi les auteurs passés. Si cela lui donne le goût d'en lire davantage, et d'aller consulter les œuvres complètes, et non les fragments étendus que nous donnons, rien de mieux ; mais ce sera un vrai luxe d'érudition, voire même un luxe assez rare, et notre Bibliothèque rétrospective sera, croyons-nous, suffisante pour la grande majorité des jeunes gens.

Quoique l'édition soit à très bas prix, nous n'avons rien négligé pour la rendre correcte. Je tiens à remercier mon ami M. Alexis Julien, qui m'a assisté dans mon entreprise, ainsi que les imprimeurs et les éditeurs qui y ont donné tous les soins nécessaires.

Les premiers volumes sont surtout consacrés aux sciences biologiques et médicales. Plus tard nous espérons l'étendre à d'autres sciences; nous pourrons aussi, sans doute, au lieu d'extraits de livres, donner des extraits des mémoires les plus importants qui, dans le passé de la science, ont fait époque. Mais au début nous donnerons seulement les grands écrivains scientifiques de la biologie : Lavoisier, Harvey, Bichat, Haller, Lamarck, Laënnec, Legallois, Flourens et W. Milne-Edwards.

CHARLES RICHET.

BICHAT

1771-1802

Xavier Bichat, né à Thoirette (Jura), est un des hommes qui ont exercé sur les sciences médicales et biologiques la plus puissante influence.

Dans sa courte existence, qu'une mort prématurée est venue interrompre en pleine gloire, il a régénéré l'anatomie et créé une science nouvelle : l'anatomie générale.

Pour la première fois se trouvait nettement indiquée l'idée que l'organisme est constitué par un petit nombre de tissus similaires, de structure analogue, doués, par conséquent, de propriétés semblables. L'ensemble de ces propriétés constitue la fonction vitale.

Anatomiste, chirurgien, médecin, il fut aussi grand physiologiste, et ses expériences sur l'asphyxie, que nous donnons ici — c'est un chapitre de son livre sur la vie et la mort — sont admirables de simplicité et de précision.

ŒUVRES PRINCIPALES

Recherches physiologiques sur la vie et la mort. 1 vol. in-8°. 1800.

Traité d'anatomie descriptive. 5 vol. in-8°. 1801.

Traité des membranes en général et de diverses membranes en particulier. In-8°. 1800.

Anatomie générale appliquée à la physiologie et à la médecine. 2 vol. in-8°. 1801.

DE L'INFLUENCE

QUE

LA MORT DU POUMON

EXERCE SUR

LA MORT DU CŒUR

Les fonctions du poumon sont de deux sortes, mécaniques et chimiques. Or la cessation d'activité de cet organe commence tantôt par les unes, tantôt par les autres.

Une plaie qui le met à découvert de l'un et de l'autre côtés, dans une étendue considérable, et qui en détermine l'affaissement subit; la section de la moëlle épinière, qui paralyse tout-à-coup les intercostaux et le diaphragme; une compression très forte, exercée en même temps et sur tout le thorax et sur les parois de l'abdomen, compression d'où naît une impossibilité égale, et pour la dilatation suivant le diamètre transversal, et pour celle suivant le diamètre perpendiculaire de la poitrine; l'injection subite d'une grande quantité de fluide dans cette cavité, etc., etc., voilà des causes qui font commencer la mort du poumon par les phénomènes mécaniques. Celles qui portent sur les chimiques leur première influence, sont l'asphixie par les différents gaz, par la strangulation, par la submersion, par le vide produit d'une manière quelconque, etc.

Examinons dans l'un et l'autre genres de mort du poumon, comment arrive celle du cœur.

I. Déterminer comment le cœur cesse d'agir par l'interruption des phénomènes mécaniques du poumon.

L'interruption de l'action du cœur ne peut succéder à celle des phénomènes mécaniques du poumon, que de deux manières, 1°. directement, parce que le sang trouve alors dans cet organe un obstacle mécanique réel à sa circulation; 2°. indirectement, parce que le poumon cessant d'agir mécaniquement, il ne reçoit plus l'aliment nécessaire à ses phénomènes chimiques, dont la fin détermine celle de la contraction du cœur.

Tous les physiologistes ont admis le premier mode d'interruption dans la circulation pulmonaire. Repliés sur eux-mêmes, les vaisseaux ne leur ont point paru propres à transmettre le sang à cause des nombreux frottements qu'il y éprouve. C'est par cette explication empruntée des phénomènes hydrauliques, qu'ils ont rendu raison de la mort qui succède à une expiration trop prolongée.

Goodwyn a prouvé que l'air restant alors dans les vésicules aériennes en assez grande quantité, pouvait suffisamment les distendre pour permettre mécaniquement le passage de ce fluide, et qu'ainsi la permanence contre nature de l'expiration n'agit point de la manière dont on le croit communément. C'est un pas fait vers la vérité; mais on peut s'en approcher de plus près, l'atteindre même en assurant que ce n'est point seulement parce que tout l'air n'est pas chassé du poumon par l'expiration, que le sang y circule encore avec facilité, mais bien parce que les plis produits dans les vaisseaux par l'affaissement des cellules, ne peuvent être un obstacle réel à son cours. Les observations et expériences suivantes établissent, je crois, incontestablement ce fait.

1°. J'ai prouvé ailleurs que l'état de plénitude ou de vacuité de l'estomac et de tous les organes creux en général, n'apporte dans leur circulation aucun changement apparent; que par conséquent le sang traverse aussi facilement les vaisseaux repliés sur eux-mêmes, que distendus en tous sens. Pourquoi un effet tout différent naîtrait-il dans le poumon de la même disposition des parties?

2°. Il est différents vaisseaux dans l'économie, que

l'on peut, alternativement et à volonté, ployer sur eux-mêmes ou étendre en tous sens: tels sont ceux du mésentère, lorsqu'on les a mis à découvert par une plaie pratiquée à l'abdomen d'un animal. Or dans cette expérience, déjà faite pour prouver l'influence de la direction flexueuse des artères sur le mécanisme de leur pulsation, si l'on ouvre une des mésentériques, qu'on la plisse et qu'on la déploie tour à tour, le sang jaillira dans l'un et l'autre cas, avec la même facilité, et dans deux temps égaux l'artère versera une égale quantité de ce fluide. J'ai répété plusieurs fois comparativement cette double expérience sur la même artère: toujours j'en ai obtenu le résultat que j'indique. Or ce résultat ne doit-il pas être aussi uniforme dans le poumon? l'analogie l'indique; l'expérience suivante le prouve.

3°. Prenez un animal quelconque, un chien par exemple; adaptez à sa trachée-artère mise à nu et coupée transversalement, le tube d'une seringue à injection; retirez subitement, en faisant le vide avec celle-ci, tout l'air contenu dans le poumon; ouvrez en même temps l'artère carotide. Il est évident que dans cette expérience, la circulation devrait subitement s'interrompre, puisque les vaisseaux pulmonaires passent tout-à-coup du degré d'extension ordinaire au plus grand reploiement possible, et cependant le sang continue encore quelque temps à être lancé avec force par l'artère ouverte, et par conséquent à circuler à travers le poumon affaissé sur lui-même. Il cesse ensuite peu à peu; mais c'est par d'autres causes que nous indiquerons.

4°. On produit le même effet en ouvrant, des deux côtés, la poitrine d'un animal vivant: alors le poumon s'affaisse aussitôt, parce que l'air échauffé et raréfié contenu dans cet organe, ne peut faire équilibre avec l'air frais qui le presse au dehors. Or ici aussi la circulation n'éprouve point l'influence de ce changement subit; elle se soutient encore quelques minutes au même degré, et ne s'affaiblit ensuite que par gradation. On peut, pour plus d'exactitude, pomper avec une seringue le peu d'air resté encore dans les vésicules, et le même phénomène s'observe également dans ce cas.

5°. A côté de ces considérations, plaçons, comme accessoires, la permanence et même la facilité de la circulation pulmonaire dans les collections aqueuse, purulente ou sanguine, soit de la plèvre, soit du péricarde, collections dont quelques-unes rétrécissent si prodigieusement les vésicules aériennes, plissent par conséquent les vaisseaux de leurs parois d'une manière si manifeste; nous aurons alors assez de données pour pouvoir évidemment conclure que la disposition flexueuse des vaisseaux ne saurait jamais y être un obstacle au passage du sang; que par conséquent l'interruption des phénomènes mécaniques de la respiration ne fait point directement cesser l'action du cœur, mais qu'elle la suspend indirectement, parce que les phénomènes chimiques ne peuvent plus s'exercer, faute de l'aliment qui les entretient.

Si donc nous parvenons à déterminer comment, lorsque ces derniers phénomènes sont anéantis, le cœur reste inactif, nous aurons résolu une double question.

Plusieurs auteurs ont admis comme cause de la mort qui succède à une inspiration trop prolongée, la distension mécanique des vaisseaux pulmonaires par l'air raréfié, distension qui y empêche la circulation. Cette cause n'est pas plus réelle que celle des plis à la suite de l'expiration. En effet, gonflez le poumon par une quantité d'air plus grande que celle des plus fortes inspirations; maintenez cet air dans les voies aériennes, en fermant un robinet adapté à la trachée-artère; ouvrez ensuite la carotide: vous verrez le sang couler encore assez longtemps avec une impétuosité égale à celle qu'il affecte lorsque la respiration est parfaitement libre; ce n'est que peu à peu que son cours se ralentit, tandis qu'il devrait subitement s'interrompre, si cette cause qui agit d'une manière subite, était en effet celle qui arrête le sang dans ses vaisseaux.

II. Déterminer comment le cœur cesse d'agir par l'interruption des phénomènes chimiques du poumon.

Selon Goodwyn, la cause unique de la cessation des contractions du cœur, lorsque les phénomènes chimiques s'interrompent, est le défaut d'excitation du ventricule à sang rouge, qui ne trouve point dans le sang noir un stimulus suffisant; en sorte que, dans sa manière de considérer l'asphixie, la mort n'arrive alors que parce que cette cavité ne peut plus rien transmettre aux divers organes. Elle survient presque comme dans une plaie du ventricule gauche, ou plutôt comme dans une ligature de l'aorte à sa sortie du péricarde. Son principe, sa source, sont exclusivement dans le cœur. Les autres parties ne meurent que faute de recevoir du sang; à peu près comme dans une machine dont on arrête le ressort principal, tous les autres cessent d'agir, non par eux-mêmes, mais parce qu'ils ne sont point mis en action.

Je crois, au contraire, que dans l'interruption des phénomènes chimiques du poumon il y a affection générale de toutes les parties, qu'alors le sang noir, poussé partout, porte sur chaque organe où il aborde l'affaiblissement et la mort; que ce n'est pas faute de recevoir du sang, mais faute d'en recevoir du rouge, que chacun cesse d'agir; qu'en un mot, tous se trouvent alors pénétrés de la cause matérielle de leur mort, savoir, du sang noir; en sorte que, comme je le dirai, on peut isolément asphixier une partie, en y poussant cette espèce de fluide par une ouverture faite à l'artère, tandis que tous les autres reçoivent le sang rouge du ventricule.

Je remets aux articles suivants à prouver l'effet du contact du sang noir sur toutes les autres parties; je me borne, dans celui-ci, à bien rechercher les phénomènes de ce contact sur les parois du cœur.

Le mouvement du cœur peut se ralentir et cesser sous l'influence du sang noir, de deux manières: 1°. parce que, comme l'a dit Goodwyn, le ventricule gauche n'est point excité par lui à sa surface interne; 2°. parce que, porté dans son tissu par les artères coronaires, ce fluide empêche l'action de ses fibres; agit sur elles comme sur toutes les autres parties de l'économie, en affaiblissant leur force, leur activité. Or je crois que le sang noir peut, comme le rouge, porter à la surface interne du ventricule aortique, une excitation qui le force à se contracter. Les observations suivantes me paraissent confirmer cette assertion.

1°. Si l'asphixie avait sur les fonctions du cœur une semblable influence, il est évident que ses phénomènes devraient toujours commencer par la cessation de l'action de cet organe, que l'anéantissement des fonctions du cerveau ne devrait être que secondaire, comme il arrive dans la syncope, où le pouls est sur le champ suspendu, et où, par là même, l'action cérébrale se trouve interrompue.

Cependant, asphixiez un animal, en bouchant sa trachée-artère, en le plaçant dans le vide, en ouvrant sa poitrine, en le plongeant dans le gaz acide carbonique, etc., vous observerez constamment que la vie animale s'interrompt d'abord, que les sensations, la perception, la locomotion volontaire, la voix se suspendent, que l'animal est mort au dehors, mais qu'au dedans le cœur bat encore quelque temps, que le pouls se soutient, etc.

Il arrive donc alors, non ce qu'on observe dans la syncope, où le cerveau et le cœur s'arrêtent en même temps, mais ce qu'on remarque dans les violentes commotions où le second survit encore quelques instants au premier. Il suit de là que les différents organes ne cessent pas d'agir dans l'asphixie, parce que le cœur n'y envoie plus de sang, mais parce qu'il y pousse un sang qui ne leur est point habituel.

2°. Si on bouche la trachée d'un animal, une artère quelconque étant ouverte, on voit, comme je le dirai, le sang qui en sort s'obscurcir peu à peu, et enfin devenir aussi noir que le veineux. Or, malgré ce phénomène qui se passe d'une manière très apparente, le fluide continue encore quelque temps à jaillir avec une force égale à celle du sang rouge.

Il est des chiens qui, dans cette expérience, versent par l'artère ouverte une quantité de sang noir plus que suffisante pour les faire périr d'hémorrhagie, si la mort n'était pas déjà amenée chez eux par l'asphixie où ils se trouvent.

3°. On pourrait croire que quelques portions d'air respirable, restées dans les cellules aériennes tant que le sang noir continue à couler, lui communiquent encore quelques principes d'excitation: eh bien, pour s'assurer que le sang veineux passe dans le ventricule à sang rouge, tel qu'il était exactement dans celui à sang noir, pompez avec une seringue tout l'air de la trachée-artère, préliminairement mise à nu, et coupée transversalement pour y adapter le robinet; ouvrez ensuite une artère quelconque, la carotide, par exemple : dès que le sang rouge contenu dans cette artère se sera écoulé, le sang noir lui succédera presque tout-à-coup et sans passer, comme dans le cas précédent, par diverses nuances; alors aussi le jet reste encore très fort pendant quelque temps ; il ne s'affaiblit que peu à peu; tandis que si le sang noir n'était point un excitant du cœur, son interruption devrait être subite, ici où le sang ne peut éprouver aucune espèce d'altération dans le poumon, où il est dans l'aorte ce qu'il était dans les veines caves.

4°. Voici une autre preuve du même genre. Mettez à découvert un seul côté de la poitrine, en sciant exactement les côtes en devant et en arrière;

aussitôt le poumon de ce côté s'affaisse, l'autre restant en activité. Ouvrez une des veines pulmonaires; remplissez une seringue échauffée à la température du corps, du sang noir pris dans une veine du même animal, ou dans celle d'un autre; poussez ce fluide dans l'oreillette et le ventricule à sang rouge: il est évident que son contact devrait, d'après l'opinion commune sur l'asphixie, non pas anéantir le mouvement de ces cavités, puisqu'elles reçoivent en même temps du sang rouge de l'autre poumon, mais moins le diminuer d'une manière sensible. Cependant je n'ai point observé ce phénomène dans quatre expériences faites successivement; l'une m'a offert même un surcroît de battement, à l'instant où j'ai poussé le piston de la seringue.

5°. Si le sang noir n'est point un excitant du cœur, tandis que le rouge en détermine la contraction, il paraît que cela ne peut dépendre que de ce qu'il est plus carboné et plus hydrogéné que lui, puisque c'est par là qu'il en diffère principalement. Or, si le cœur a cessé de battre dans un animal tué exprès par une lésion du cerveau ou du poumon, on peut, tant qu'il conserve encore son irritabilité, rétablir l'exercice de cette propriété en soufflant par l'aorte, ou par une des veines pulmonaires, soit du gaz acide carbonique, dans le ventricule et l'oreillette à sang rouge. Donc, ni le carbone, ni l'hydrogène n'agissent sur le cœur comme sédatifs.

Les expériences que j'ai faites et publiées l'an

passé sur les emphysèmes produits par divers animaux avec ces deux gaz, ont également établi cette vérité pour les autres muscles, puisque leurs mouvements ne cessent point dans ces expériences, et qu'après la mort l'irritabilité se conserve comme à l'ordinaire.

Enfin, il m'est également arrivé de rétablir les contractions du cœur, anéanties dans diverses morts violentes, par le contact du sang noir injecté dans le ventricule et l'oreillette à sang rouge, avec une seringue adaptée à l'une des veines pulmonaires.

Le cœur à sang rouge peut donc aussi pousser le sang noir dans toutes les parties, et voilà comment arrive, dans l'asphixie, la coloration des différentes surfaces, coloration dont je présenterai le détail dans l'un des articles suivants.

Le simple contact du sang noir n'agit pas à la surface interne des artères d'une manière plus sédative. En effet, si, pendant que le robinet adapté à la trachée-artère est fermé, on laisse couler le sang de l'un des vaisseaux les plus éloignés du cœur, d'un de ceux du pied par exemple, il jaillit encore quelque temps avec une force égale à celle qu'il avait lorsque le robinet était ouvert, et que, par conséquent, il était rouge. L'action exercée dans tout son trajet depuis le cœur sur les parois artérielles, ne diminue donc point l'énergie de ces parois. Lorsque cette énergie s'affaiblit, c'est au moins, en grande partie, par des causes différentes.

Concluons des expériences dont je viens d'exposer les résultats, et des considérations diverses qui les accompagnent, que le sang noir arrivant en masse au ventricule à sang rouge, et dans le système artériel, peut, par son seul contact, en déterminer l'action, les irriter, comme on le dit, à leur surface interne, en être un excitant; que si aucune autre cause n'arrêtaît leurs fonctions, la circulation continuerait, sinon, peut-être avec toute autant de force, au moins d'une manière très sensible.

Quelles sont donc les causes qui interrompent la circulation dans le cœur à sang rouge et dans les artères, lorsque le poumon y envoie du sang noir? (car, lorsque celui-ci y a coulé quelque temps, son jet s'affaiblit peu à peu, cesse enfin presque entièrement; et si on ouvre alors le robinet adapté à la trachée-artère, il se rétablit bientôt avec force).

Je crois que le sang noir agit sur le cœur ainsi que sur toutes les autres parties, comme nous verrons qu'il influence le cerveau, les muscles volontaires, les membranes, etc., tous les organes, en un mot, où il se répand, c'est-à-dire, en pénétrant son tissu, en affaiblissant chaque fibre en particulier; en sorte que je suis persuadé que s'il était possible de pousser par l'artère coronaire du sang noir, pendant que le rouge passe, comme à l'ordinaire, dans l'oreillette et le ventricule aortiques, la circulation serait presqu'aussi vite interrompue que dans les cas précédents, où le sang noir ne pénètre le tissu du cœur par les artères coronaires, qu'après avoir traversé les deux cavités à sang rouge.

C'est par son contact avec les fibres charnues, à l'extrémité du système artériel, et non par son contact sur la surface interne du cœur, que le sang noir agit. Aussi ce n'est que peu à peu, et lorsque chaque fibre en a été bien pénétrée, que sa force diminue et cesse enfin, tandis que la diminution et la cessation devraient, comme je l'ai fait observer, être presque subites dans le cas contraire.

Comment le sang noir agit-il ainsi, à l'extrémité des artères, sur les fibres des différents organes? est-ce sur ces fibres elles-mêmes, ou bien sur les nerfs qui s'y rendent, qu'il porte son influence? Je serais assez porté à admettre la dernière opinion, et à considérer la mort par l'asphixie, comme un effet généralement produit par le sang noir sur les nerfs qui, dans toutes les parties, accompagnent les artères où circule alors cette espèce de fluide. Car, d'après ce que nous dirons, l'affaiblissement qu'éprouve alors le cœur n'est qu'un symptôme particulier de cette maladie dans laquelle tous les autres organes sont le siège d'une semblable débilité.

On pourrait demander aussi comment le sang noir agit sur les nerfs ou sur les fibres. Est-ce que les principes qu'il contient en abondance, en affaiblissent directement l'action, ou bien n'interrompt-il cette action que par l'absence de ceux qui entrent dans la composition du sang rouge, etc., etc.? Là reviendraient les questions de savoir si l'oxygène est le principe de l'irritabilité, si le carbone et l'hydrogène agissent d'une manière inverse, etc., etc.

Arrêtons-nous quand nous arrivons aux limites de la rigoureuse observation; ne cherchons pas à pénétrer là où l'expérience ne peut nous éclairer. Or je crois que nous établirons une assertion très conforme à ces principes, les seuls, selon moi, qui doivent diriger tout esprit judicieux, en disant en général, et sans déterminer comment, que le cœur cesse d'agir lorsque les phénomènes chimiques du poumon sont interrompus, parce que le sang noir qui pénètre ses fibres charnues n'est point propre à entretenir leur action.

D'après cette manière d'envisager les phénomènes de l'asphixie, relativement au cœur, il est évident qu'ils doivent également porter leur influence sur l'un et sur l'autre ventricules, puisque alors le sang noir est distribué en proportion égale dans les parois charnues de ces cavités, par le système des artères coronaires. Cependant on observe presque constamment que le côté à sang rouge cesse le premier d'agir, que celui à sang noir se contracte encore quelque temps, qu'il est, comme on dit, « l'ultimun moriens ».

Ce phénomène suppose-t-il un affaiblissement plus réel, une mort plus prompte dans l'une que dans l'autre des cavités du cœur? non; car, comme l'observe Haller, il est commun à tous les genres de mort des animaux à sang chaud, et n'a rien de particulier pour l'asphixie.

Si d'ailleurs le ventricule à sang rouge mouraît le premier, comme le suppose la théorie de Goodwyn, alors voici ce qui devrait arriver dans l'ouverture des cadavres asphixiés: 1°. distension de ce ventricule et de l'oreillette correspondante par le sang noir qu'ils n'auraient pu chasser dans l'aorte; 2°. plénitude égale des veines pulmonaires et même des poumons; 3°. engorgement consécutif de l'artère pulmonaire et des cavités à sang noir. En un mot la congestion du sang devrait commencer dans celui de ses réservoirs qui cesse le premier son action, et se propager ensuite de proche en proche dans les autres.

Quiconque a ouvert des cadavres d'asphixiés, a dû se convaincre, au contraire. 1°. que les cavités à sang rouge et les veines pulmonaires ne contiennent alors qu'une quantité de sang noir très petite, en comparaison de la quantité du même fluide qui distend les cavités opposées; 2°. que le terme où le sang s'est arrêté est principalement dans le poumon, et que c'est depuis là qu'il faut partir pour suivre sa stase dans tout le système veineux; 3°. que les artères en renferment à proportion tout autant que le ventricule qui leur correspond, et que ce n'est point par conséquent dans le ventricule plutôt qu'ailleurs, qu'a commencé la mort.

Pourquoi cette portion du cœur cesse-t-elle donc de battre avant l'autre ? Haller l'a dit ; c'est que celle-ci est plus longtemps excitée; contient une quantité plus grande de sang, laquelle afflue des veines et reflue du poumon. On connaît la fameuse expérience par laquelle, en vidant les cavités à sang noir, et en liant l'aorte pour retenir ce fluide dans les poches à sang rouge, il a prolongé le battement des secondes bien au delà de celui des premières. Or, dans cette expérience, il est manifeste que c'est du sang noir qui s'accumule dans l'oreillette et le ventricule aortiques, puisque pour la faire il faut ouvrir préliminairement la poitrine, et dès que les poumons sont à nu, l'air ne pouvant y pénétrer, ne saurait colorer ce fluide dans son passage à travers le tissu de ses organes.

Voulez-vous encore une preuve plus directe? fermez la trachée-artère par un robinet, immédiatement avant l'expérience: elle réussira également bien, et cependant le sang arrivera alors nécessairement noir dans les cavités à sang rouge. On peut d'ailleurs, en ouvrant ces cavités à la suite de cette expérience et de la précédente, s'assurer de la couleur du sang. J'ai plusieurs fois constaté ce fait remarquable.

Concluons de là que le sang noir excite, presqu'autant que le rouge, la surface interne des cavités qui contiennent ordinairement ce dernier, et que si elles cessent leur action avant celles du côté opposé, ce n'est pas parce qu'elles sont en contact avec lui, mais au contraire parce qu'elles n'en reçoivent pas une quantité suffisante, ou même quelquefois parce qu'elles en sont presqu'entièrement privées, tandis que les cavités à sang noir s'en trouvent remplies.

Je ne prétends pas, malgré ce que je viens de dire, rejeter entièrement la non-excitation de la surface interne du ventricule à sang rouge par le sang noir. Il est possible que celui-ci soit un peu moins susceptible que l'autre d'entretenir cette excitation, surtout s'il est vrai qu'il agisse sur les nerfs que l'on sait s'épanouir et à la surface interne et dans le tissu du cœur; mais je crois que les considérations précédentes réduisent à bien peu de chose cette différence d'excitation. Voici cependant une expérience où elle paraît assez manifeste. Si un robinet est adapté à la trachée-artère coupée et mise à nu, et qu'on vienne à le fermer, le sang noircit et jaillit noir pendant quelque temps avec sa force ordinaire; mais enfin le jet s'affaiblit peu à peu. Donnez alors accès à l'air: le sang redevient rouge presque tout-à-coup, et son jet augmente très visiblement.

Cette augmentation subite paraît d'abord ne tenir qu'au simple contact de ce fluide sur la surface interne du ventricule aortique, puisqu'il n'a pas eu le temps d'en pénétrer le tissu. Mais pour peu qu'on examine les choses attentivement, on observe bientôt qu'ici cette impétuosité d'impulsion dépend surtout de ce que l'air entrant tout-à-coup dans la poitrine, détermine l'animal à de grands mouvements d'inspiration et d'expiration, lesquels deviennent très apparents à l'instant où le robinet est ouvert. Or le cœur, excité à l'extérieur, et peut-être un peu comprimé par ces mouvements, expulse alors le sang avec une force étrangère à ses contractions habituelles.

Ce que j'avance est si vrai, que lorsque l'inspiration et l'expiration reprennent leur degré accoutumé, le jet, quoiqu'aussi rouge, diminue manifestement; il n'est même plus poussé au delà de celui qu'offrait le sang noir dans les premiers temps de son écoulement, et avant que le tissu du cœur fût pénétré de ce fluide.

D'ailleurs l'influence des grandes expirations sur la force de projection du sang par le cœur est très manifeste, sans toucher à la trachée-artère. Ouvrez la carotide; précipitez la respiration en faisant beaucoup souffrir l'animal (car j'ai constamment observé que toute douleur subite apporte tout-à-coup ce changement dans l'action du diaphragme et des intercostaux); précipitez, dis-je, la respiration, et vous verrez alors le jet du sang augmenter manifestement. Vous pourrez même souvent produire artificiellement cette augmentation, en comprimant avec force et d'une manière subite, les parois pectorales. Ces expériences réussissent surtout sur les animaux déjà affaiblis par la perte d'une certaine quantité de sang: elles sont moins apparentes sur ceux pris avant cette circonstance.

Pourquoi dans l'état ordinaire les grandes expirations faites volontairement ne rendent-elles pas le pouls plus fort, puisque dans les expériences elles augmentent très souvent le jet du sang? j'en ignore la raison.

Il suit de ce que nous venons de dire, que l'expérience dans laquelle le sang rougit et jaillit tout-à-coup assez loin à l'instant où le robinet est ouvert, n'est pas aussi concluante que d'abord elle m'avait paru; car pendant plusieurs jours ce résultat m'a embarrassé, attendu qu'il ne s'alliait point avec la plupart de ceux que j'obtenais.

Reconnaissons donc encore une fois, que si l'irritation produite par le sang rouge à la surface interne du cœur, est un peu plus considérable que celle déterminée par le noir, l'excès est peu sensible, presque nul, et que l'interruption des phénomènes chimiques agit principalement de la manière que j'ai indiquée.

Dans les animaux à sang rouge et froid, dans les reptiles spécialement, l'action du poumon n'est point dans un rapport aussi immédiat avec celle du cœur, que dans les animaux à sang rouge et chaud.

J'ai lié sur deux grenouilles les poumons à leur racine, après les avoir mis à découvert par deux incisions faites latéralement à la poitrine; la circulation a continué comme à l'ordinaire, pendant un temps assez long. En ouvrant la poitrine, j'ai vu même quelquefois le mouvement du cœur précipité à la suite de cette expérience, ce qui, il est vrai, tenait sans doute au contact de l'air.

Je terminerai cet article par l'examen d'une question importante, celle de savoir comment lorsque les phénomènes chimiques du poumon s'interrompent, l'artère pulmonaire, le ventricule et l'oreillette à sang noir, tout le système veineux, en un mot, se trouvent gorgés de sang, tandis qu'on en rencontre beaucoup moins dans le système vasculaire à sang rouge, lequel en présente cependant davantage que dans la plupart des autres morts. Le poumon semble, en effet, être alors le terme où est venue finir la circulation qui s'est ensuite arrêtée, de proche en proche, dans les autres parties.

Ce phénomène a dû frapper tous ceux qui ont ouvert des asphixiés. Haller et autres l'expliquaient par les replis des vaisseaux pulmonaires: j'ai dit ce qu'il fallait penser de cette opinion.

Avant d'indiquer une cause plus réelle, remarquons que le poumon où s'arrête le sang, parce qu'il offre le premier obstacle à ce fluide, se présente dans un état qui varie singulièrement, suivant la manière dont s'est terminée la vie. Quand la mort a été prompte et instantanée, alors cet organe n'est nullement engorgé; l'oreillette et le ventricule à sang noir, l'artère pulmonaire, les veines caves, etc., ne sont pas très distendus.

J'ai observé ce fait, 1°. sur les cadavres de deux personnes qui s'étaient pendues, et qu'on a apportées dans mon amphithéâtre; 2°. sur trois sujets tombés dans le feu, qui y avaient été tout-à-coup étouffés, et par la même asphixiés; 3°. sur des chiens que je noyais subitement, ou dont j'interceptais l'air de la respiration en fermant tout-à-coup un robinet adapté à leur trachée-artère; 4°. sur des cochons d'Inde que je faisais périr dans le vide, dans les différents gaz, dans le carbonique spécialement, ou bien dont je liais l'aorte à sa sortie du cœur, ou enfin dont j'ouvrais simplement la poitrine pour interrompre les phénomènes mécaniques de la respiration: car dans cette dernière circonstance c'est, comme je l'ai observé, parce que les phénomènes chimiques cessent, que le cœur n'agit plus, etc., etc. Dans tous ces cas, le poumon n'était presque pas gorgé de sang.

Au contraire, faites finir dans un animal les phénomènes chimiques de la respiration, d'une manière lente et graduée; noyez-le en le plongeant dans l'eau et l'en retirant alternativement; asphixiez-le en le plaçant dans un gaz où vous laisserez, d'instants en instants, pénétrer un peu d'air ordinaire pour le soutenir, ou en ne fermant qu'incomplètement un robinet adapté à la trachée-artère; en un mot, en faisant durer le plus longtemps possible, cet état de gêne et d'angoisse qui, dans l'interruption des fonctions du poumon, est intermédiaire à la vie et à la mort; toujours vous observerez cet organe extrêmement engorgé par le sang, ayant un volume double, triple même de celui qu'il présente dans le cas précédent.

Entre l'extrême engorgement et la vacuité presque complète des vaisseaux pulmonaires, il est des degrés infinis; or on est le maître, suivant la manière dont on fait périr l'animal, de déterminer tel ou tel de ces degrés; je l'ai très souvent observé. C'est ainsi qu'il faut expliquer l'état d'engorgement du poumon de tous les sujets dont une longue agonie, une affection lente dans ses progrès a terminé la vie : la plupart des cadavres apportés dans nos amphithéâtres présentent cette disposition.

Mais quel que soit l'état du poumon dans les asphixiés, qu'il se trouve gorgé ou vide de sang, que la mort ait été par conséquent longuement amenée ou subitement produite; toujours le système vasculaire à sang noir est alors plein de ce fluide, surtout aux environs du cœur; toujours il y a sous ce rapport une grande différence entre lui et le système vasculaire à sang rouge; toujours par conséquent c'est dans le poumon que la circulation trouve son principal obstacle.

De quelle cause peut donc naître cet obstacle que ne présentent point au sang les plis de l'organe, ainsi que nous l'avons vu ? ces causes sont relatives; 1°. au sang; 2°. au poumon et 3°. au cœur.

La cause principale relative au sang, est la grande quantité de ce fluide, qui passe alors des artères dans les veines. En effet, nous verrons bientôt que le sang noir circulant dans les artères, n'est point susceptible de fournir aux secrétions, aux exhalations et à la nutrition, les matériaux divers nécessaires à ces fonctions, ou que s'il apporte ces matériaux, il ne peut point exciter les organes, il les laisse inactifs.

Il suit de là que toute la portion de ce fluide, enlevée ordinairement au système artériel par ces diverses fonctions, reflue dans le système veineux avec la portion qui doit y passer naturellement, et qui est le résidu de celui qui a été employé: de là une quantité de sang beaucoup plus grande que dans l'état habituel; de là, par conséquent, bien plus de difficultés pour ce fluide à traverser le poumon.

Tous les praticiens qui ont ouvert des cadavres d'asphixiés, ont été frappés de l'abondance du sang qu'on y rencontre. Le C. Portal a fait cette observation; je l'ai toujours constatée dans mes expériences.

Les causes relatives au poumon, qui, chez les asphixiés, arrêtent dans cet organe le sang qui le traverse, sont, d'abord son défaut d'excitation par le sang rouge; en effet, les artères bronchiques qui y portent ordinairement cette espèce de fluide, n'y conduisent plus alors que du sang noir; de là la couleur de brun obscur que prend cet organe, dès qu'on empêche d'une manière quelconque l'animal de respirer. On voit surtout très bien cette couleur, et on distingue même ses nuances successives, lorsque, la poitrine étant ouverte, l'air ne peut pénétrer dans les cellules aériennes affaissées, pour rougir le sang qui y circule encore.

La noirceur du sang des veines pulmonaires concourt aussi, et même plus efficacement, vu sa quantité plus grande, à cette coloration qu'il faut bien distinguer des taches bleuâtres naturelles au poumon dans certains animaux.

Le sang noir circulant dans les vaisseaux bronchiques, produit sur le poumon le même effet qui, dans le cœur, naît de son contact, lorsqu'il pénètre cet organe par les coronaires: il affaiblit ses diverses parties, empêche leur action et la circulation capillaire qui s'y opère sous l'influence de leurs forces toniques.

La seconde cause qui, dans l'interruption des phénomènes chimiques du poumon, gêne la circulation de cet organe, c'est le défaut de son excitation par l'air vital. Le premier effet de cet air parvenant sur les surfaces muqueuses des cellules aériennes, est de les exciter, de les stimuler, d'entretenir par conséquent le poumon dans une espèce d'éréthisme continuel: ainsi les aliments arrivant dans l'estomac excitent-ils ses forces; ainsi tous les réservoirs sont-ils agacés par l'abord des fluides qui leur sont habituels.

Cette excitation des membranes muqueuses par les substances étrangères en contact avec elles, soutient leurs forces toniques, qui tombent en partie et laissent par conséquent la circulation capillaire moins active lorsque ce contact devient nul.

Les différents fluides aériformes, qui remplacent l'air atmosphérique dans les diverses asphixies, paraissent agir à des degrés très variés sur les forces toniques ou sur la contractilité organique insensible. Les uns, en effet, les abattent presque subitement, et arrêtent tout-à-coup la circulation que d'autres laissent encore durer pendant plus ou moins longtemps. Comparez l'asphixie par le gaz nitreux, l'hydrogène sulfurée, etc., à celle par l'hydrogène pur, par le gaz acide carbonique, etc., vous verrez une différence notable. Cette différence, ainsi que les effets variés qui résultent des diverses asphixies, tiennent aussi, comme nous le verrons, à d'autres causes; mais celle-ci y influe bien évidemment.

Enfin la cause relative au cœur, qui chez les asphixiés fait stagner le sang dans le système vasculaire veineux, c'est l'affaiblissement du ventricule et de l'oreillette de ce système, lesquels, pénétrés dans toutes leurs fibres par le sang noir, ne sont plus susceptibles de pousser avec énergie ce fluide vers le poumon, de surmonter par conséquent la résistance qu'il y trouve: ils se laissent donc distendre par lui, et ne peuvent non plus résister à l'abord de celui qu'y versent les veines caves. Celles-ci se gonflent aussi comme tout le système veineux, parce que leurs parois cessant d'être excitées par le sang rouge, étant toutes pénétrées du noir, perdent peu à peu le ressort nécessaire à leurs fonctions.

Il est facile de concevoir, d'après ce que nous venons de dire, comment tout le système vasculaire à sang noir se trouve gorgé de ce fluide dans l'asphixie.

On comprendra aussi, par les considérations suivantes, comment le système à sang rouge en contient une moindre quantité.

1°. Comme l'obstacle commence au poumon, ce système en reçoit évidemment bien moins que de coutume; de là, ainsi que nous avons vu, la cessation plus prompte des contractions du ventricule gauche.

2°. La force naturelle des artères, quoiqu'affaiblie par l'abord du sang noir dans les fibres de leurs parois, est cependant bien supérieure à celle du système veineux, soumis d'ailleurs à la même cause de débilité; par conséquent ces vaisseaux et le ventricule aortique peuvent bien plus facilement surmonter la résistance des capillaires de tout le corps, que les veines et le ventricule veineux peuvent vaincre celle des capillaires du poumon.

3°. Il n'y a dans la circulation capillaire générale qu'une cause de ralentissement, savoir, le contact du sang noir sur tous les organes, tandis qu'à cette cause se joint dans le poumon l'absence d'excitation habituelle déterminée sur lui par l'air atmosphérique. Donc au poumon, d'une part, plus de résistance est offerte au sang qu'y apportent les veines, et moins de force se trouve, d'autre part, pour surmonter cette résistance: tandis que dans toutes les parties on observe au contraire, à la terminaison des artères, et lors du passage de leur sang dans les veines, des obstacles plus faibles d'un côté, de l'autre des forces plus grandes pour vaincre ces obstacles.

4°. Dans le système capillaire général, qui est l'aboutissant de celui des artères, si la circulation s'embarrasse d'abord dans un organe particulier, elle peut se faire encore un peu dans les autres, et alors le sang reflue par là dans les veines. Au contraire, comme tout le système capillaire auquel aboutit celui des veines, se trouve concentré dans le poumon, si ce viscère perd ses forces, sa sensibilité et sa contractilité organiques insensibles, alors il est nécessaire que toute la circulation veineuse s'arrête.

Les considérations précédentes donnent, je crois, l'explication de l'inégalité dans la plénitude des deux systèmes vasculaires, inégalité que les cadavres asphixiés ne présentent pas seuls, mais qui est aussi plus ou moins frappante à la suite de presque toutes les maladies.

Quoique le système capillaire général offre dans l'asphixie, moins de résistance aux artères, que le système capillaire pulmonaire n'en présente alors aux veines, cependant cette résistance, née surtout de l'abord du sang noir à tous les organes dont il ne saurait entretenir les forces, y est très manifeste, et elle produit deux phénomènes assez remarquables.

Le premier est la stase dans les artères, d'une quantité de sang noir bien plus considérable qu'à l'ordinaire, quoique cependant beaucoup moindre que dans les veines. De là une grande difficulté chez les asphixiés à faire les injections, qui réussissent en général d'autant mieux, que les artères sont plus vides: le sang qui s'y trouve alors est fluide, rarement pris en caillot, parce qu'il est veineux, et que tant qu'il porte ce caractère, il est moins facilement coagulable, comme le prouvent, 1°. les expériences des chimistes modernes; 2°. la comparaison de celui renfermé dans les varices, avec celui contenu dans les anévrismes; 3°. l'inspection de celui qui stagne ordinairement après la mort dans les veines du voisinage du cœur, etc.

Le second phénomène né dans l'asphixie, de la résistance qu'oppose aux artères le système capillaire général affaibli, c'est la couleur livide que présentent la plupart des surfaces, et les engorgements des diverses parties, comme de la face, de la langue, des lèvres, etc. Ces deux phénomènes indiquent une stase du sang noir aux extrémités artérielles qu'il ne peut traverser, comme ils dénotent le même effet dans les vaisseaux pulmonaires, où l'engorgement est plus manifeste, parce que, comme je l'ai dit, le système capillaire est concentré là dans un très petit espace, tandis qu'aux extrémités artérielles il est largement disséminé.

Tous les auteurs rapportent la couleur livide des asphixiés au reflux du sang des veines vers les extrémités; cette cause est peu réelle. En effet, ce reflux qui est très sensible dans les troncs, va toujours en diminuant vers les ramifications où les valvules le rendent nul et même presqu'impossible.

Voici d'ailleurs une expérience qui prouve manifestement que c'est à l'impulsion du sang noir transmis par le ventricule aortique dans toutes les artères, qu'il faut attribuer cette coloration:

1°. Adaptez un tube à robinet à la trachée-artère mise à nu et coupée transversalement en haut; 2°. ouvrez l'abdomen de manière à distinguer les intestins, l'épiploon, etc; 3°. fermez ensuite le robinet. Au bout de deux ou trois minutes, la teinte rougeâtre qui anime le fond blanc du péritoine, et que cette membrane emprunte des vaisseaux rampants au-dessous d'elle, se changera en un brun obscur, que vous ferez disparaître et reparaître à volonté en ouvrant le robinet et en le refermant.

On ne peut ici, comme si on faisait l'expérience sur d'autres parties, soupçonner un reflux se propageant du ventricule droit vers les extrémités veineuses; puisque les veines mésentériques font, avec les autres branches de la veine-porte, un système à part, indépendant du grand système à sang noir, et sans communication avec les cavités du cœur qui correspond à ce système.

Je reviendrai ailleurs sur la coloration des parties par le sang noir; cette expérience suffit pour prouver qu'elle est un effet manifeste de l'impulsion artérielle, laquelle s'exerce sur ce fluide étranger aux artères dans l'état ordinaire.

Il est facile, d'après tout ce que nous avons dit, d'expliquer comment le poumon est plus ou moins gorgé de sang, plus ou moins brun; comment les taches livides répandues sur les différentes parties du corps sont plus ou moins marquées, suivant que l'asphixie a été plus ou moins prolongée.

Il est évident que si avant la mort le sang noir a fait dix à douze fois le tour des deux systèmes, il engorgera bien davantage leurs extrémités, que s'il les a seulement parcourus deux ou trois fois, puisqu'à chacune il en reste dans ces extrémités une quantité plus ou moins grande par le défaut d'action des vaisseaux capillaires.

J'observe, en terminant cet article, que la rate est le seul organe de l'économie susceptible, comme le poumon, de prendre des volumes très différents.

A peine la trouve-t-on deux fois dans le même état. Tantôt très gorgée de sang, tantôt presque vide de ce fluide, elle se montre dans les divers sujets sous des formes très variables.

On a faussement cru qu'il y avait un rapport entre la plénitude ou la vacuité de l'estomac et les inégalités de la rate. Les expériences m'ont appris le contraire, comme je l'ai dit ailleurs; les inégalités, étrangères à la vie, paraissent survenir seulement à l'instant de la mort.

Je crois qu'elles dépendent spécialement de l'état du foie dont les vaisseaux capillaires sont l'aboutissant de tous les troncs de la veine-porte, comme les capillaires du poumon sont celui du grand système veineux; en sorte que quand les capillaires hépatiques sont affaiblis par une cause quelconque, nécessairement la rate doit s'engorger et se remplir du sang qui ne peut traverser le foie. Il survient alors, si je puis m'exprimer ainsi, une asphixie isolée dans l'appareil vasculaire abdominal.

Dans ce cas le foie est à la rate, ce que le poumon est aux cavités à sang noir dans l'asphixie ordinaire: c'est dans le premier organe qu'est la résistance; c'est dans le second que se fait la stase sanguine. Mais ceci pourra être éclairé par des expériences sur des animaux tués de différentes manières. Je me propose de fixer rigoureusement, par ce moyen, l'analogie qu'il y a entre le séjour du sang dans les branches diverses de la veine-porte, et celui qu'on observe dans le système veineux général, à la suite des divers genres de mort. Je n'ai point observé de particularités pour la rate et son système de veines, dans l'asphixie ordinaire.

Au reste il est inutile de dire qu'on doit distinguer l'engorgement de ce viscère par le sang qui l'infiltre à l'instant de la mort, engorgement que tous ceux qui ont vu des cadavres ont observé, d'avec celui plus rare que déterminent, dans cet organe, les maladies diverses. L'inspection suffit pour ne pas s'y méprendre.

DE L'INFLUENCE

QUE

LA MORT DU POUMON

EXERCE SUR

LA MORT DU CERVEAU

Nous venons de voir que c'est en envoyant du sang noir dans les fibres charnues du cœur, en agissant peut-être sur les nerfs par le contact de ce sang, que le poumon influe, dans l'asphixie, sur la cessation des battements de cet organe. Ce fait semble d'avance nous en indiquer un analogue dans le cerveau; l'observation le prouve indubitablement.

Quelle que soit la manière dont s'interrompe l'action pulmonaire; que les phénomènes chimiques ou que les mécaniques cessent les uns avant les autres, toujours ce sont les premiers dont l'altération jette le trouble dans les fonctions cérébrales. Ce que j'ai dit sur ce point, relativement au cœur, est

3.

exactement applicable au cerveau; je ne me répéterai pas.

Il s'agit donc de montrer par l'expérience et par l'observation des maladies, que dans l'interruption des fonctions chimiques du poumon, c'est le sang noir qui interrompt l'action du cerveau, et sans doute celle de tout le système nerveux. Examinons d'abord les expériences relatives à cet objet.

J'ai d'abord commencé par transfuser au cerveau d'un animal le sang artériel d'un autre, afin que cet essai me servît de terme de comparaison pour les suivants. L'une des carotides étant ouverte dans un chien, on y adapte un tube du côté du cœur, et on lie la portion correspondante au cerveau; on coupe ensuite la même artère sur un autre chien; une ligature est placée au-dessus de l'ouverture à laquelle on fixe l'autre extrémité du tube. Alors un aide, qui faisait avec les doigts la compression de la carotide du premier chien, cesse d'y interrompre le cours du sang, lequel est poussé avec force par le cœur de cet animal vers le cerveau de l'autre: aussitôt les battements de l'artère, qui avaient cessé dans celui-ci, au-dessus du tube, se renouvellent et indiquent le trajet du fluide. Cette opération fatigue peu l'animal qui reçoit le sang, surtout si on a eu soin d'ouvrir une de ses veines, pour éviter une trop grande plénitude des vaisseaux; il vit très bien ensuite.

Nous pouvons donc conclure de cette expérience,

souvent répétée, que le contact d'un sang rouge étranger n'est nullement capable d'altérer les fonctions cérébrales.

J'ai, après cela, adapté à la carotide ouverte sur un chien, tantôt l'une des veines d'un autre chien par un tube droit, tantôt la jugulaire du même par un tube recourbé, de manière à ce que le sang noir parvînt au cerveau par le système à sang rouge. L'animal qui était censé recevoir le fluide, n'a éprouvé aucun trouble dans plusieurs expériences, qui m'étonnaient d'autant plus, que leur résultat ne s'accordait point. J'en ai enfin aperçu la raison: c'est que le sang noir ne parvient point alors au cerveau. Le mouvement qui s'établit dans la partie supérieure de l'artère ouverte, et qui projette le sang rouge en sens opposé à celui où il coule ordinairement, est égal et même supérieur à l'impulsion veineuse qu'il surmonte, et dont il empêche l'effet, comme on peut le voir en ouvrant la portion d'artère placée au-dessus du tube qui devrait y conduire du sang noir. Ce mouvement paraît dépendre et des forces contractiles organiques de l'artère, et de l'impulsion du cœur, qui fait refluer le sang par les anastomoses, en sens opposé à celui qui lui est naturel.

Il faut donc recourir à un moyen plus actif pour pousser cette espèce de sang au cerveau. Or ce moyen était bien simple à trouver. J'ai ouvert, sur un animal, la carotide et la jugulaire; j'ai reçu, dans une seringue échauffée à la température du corps, le fluide que versait cette dernière, et je l'ai injecté au cerveau par la première que j'avais liée du côté du cœur pour éviter l'hémorragie. Presqu'aussitôt l'animal s'est agité; sa respiration s'est précipitée; il a paru dans des étouffements anologues à ceux que détermine l'asphixie; bientôt il en a présenté tous les symptômes; la vie animale s'est suspendue entièrement; le cœur a continué à battre encore, et la circulation à se faire pendant une demi-heure, au bout de laquelle la mort a terminé aussi la vie organique.

Le chien était de taille moyenne, et six onces de sang noir ont été à peu près injectées avec une impulsion douce, de peur qu'on attribuât au choc mécanique, ce qui ne devait être que l'effet de la nature, de la composition du fluide. J'ai répété successivement cette expérience sur trois chiens le même jour, et ensuite à différentes reprises sur plusieurs autres: le résultat a été invariable, non-seulement quant à l'asphixie de l'animal, mais même quant aux phénomènes qui accompagnent la mort.

On pourrait croire que, sorti de ses vaisseaux et exposé au contact de l'air, le sang reçoit de ce fluide des principes funestes, ou lui communique ceux qui étaient nécessaires à l'entretien de la vie, et qu'à cette cause est due la mort subite qui survient lorsqu'on pousse le sang au cerveau. Pour éclaircir ce soupçon, j'ai fait à la jugulaire d'un chien, une petite ouverture par laquelle a été adapté le tube d'une seringue échauffée, dont j'ai ensuite retiré le piston, de manière à pomper le sang dans la veine, sans que l'air pût être en contact avec ce fluide. Il a été poussé tout de suite par une ouverture faite à la carotide: aussitôt les symptômes se sont manifestés comme dans les cas précédents; la mort est survenue, mais plus lentement, il est vrai, et avec une agitation moins vive. Il est donc possible que lorsque l'air est en contact avec le sang vivant, sorti de ses vaisseaux, il l'altère un peu et le rende moins susceptible d'entretenir la vie des solides; mais la cause essentielle de la mort est toujours, d'après l'expérience précédente, dans la noirceur de ce fluide.

Il paraît donc, d'après cela, que le sang noir, ou n'est point un excitant capable d'entretenir l'action cérébrale, ou même qu'il agit d'une manière délétère sur l'organe encéphalique. En poussant par la carotide diverses substances étrangères, on produit des effets analogues.

J'ai tué des animaux en leur injectant de l'encre, de l'huile, du vin, de l'eau colorée avec le bleu ordinaire, etc. La plupart des fluides excrémentiels, tels que l'urine, la bile, les fluides muqueux pris dans des affections catarrhales, ont aussi sur le cerveau une influence mortelle, par leur simple contact.

La sérosité du sang, qui se sépare du caillot

dans une saignée, produit aussi la mort, lorsqu'on la pousse artificiellement au cerveau; mais ses effets sont plus lents, et souvent l'animal survit plusieurs heures à l'expérience.

Au reste, c'est bien certainement en agissant sur le cerveau, et non sur la surface interne des artères, que ces diverses substances sont funestes. Je les ai injectées toutes comparativement par la crurale. Aucune n'est mortelle de cette manière: seulement j'ai remarqué qu'un engourdissement, une paralysie même succèdent presque toujours à l'injection.

Le sang noir est sans doute funeste au cerveau qu'il frappe d'atonie par son contact, de la même manière que les différents fluides dont je viens de parler. Quelle est cette manière? je ne le rechercherai point: là commenceraient les conjectures; elles sont toujours le terme où je m'arrête.

Nous sommes déjà, je crois, autorisés à penser que dans l'asphixie, la circulation qui continue quelque temps après que les fonctions chimiques du poumon ont cessé, interrompt celle du cerveau, en y apportant du sang noir par les artères. Une autre considération le prouve: c'est qu'alors les mouvements de cet organe continuent comme à l'ordinaire.

Si on met la masse cérébrale à découvert sur un animal, et qu'on asphixie cet animal d'une manière quelconque, en poussant par exemple différents gaz dans sa trachée-artère, au moyen d'un robinet qui y a été adapté, ou bien seulement en fermant ce robinet, on voit que déjà toute la vie animale est presque anéantie, que les fonctions du cerveau ont cessé par conséquent, et que cependant cet organe est encore agité de mouvements alternatifs d'élévation et d'abaissement, mouvements qui sont dépendants de l'impulsion donnée par le sang noir. Puis donc que cette cause de vie subsiste encore dans le cerveau, il faut bien que sa mort soit due à la nature du fluide qui le pénètre.

Cependant si une affection cérébrale coïncide avec l'asphixie, la mort que détermine celle-ci est plus prompte que dans les cas ordinaires. J'ai d'abord frappé de commotion un animal; je l'ai ensuite privé d'air: sa vie qui n'était que troublée, a été subitement éteinte. En asphixiant un autre animal déjà assoupi par une compression exercée artificiellement sur le cerveau, toutes les fonctions m'ont paru aussi cesser un peu plus tôt que lorsque le cerveau est intact pndant l'opération. Mais éclaircissons, par de nouvelles expériences, les conséquences déduites de celles présentées jusqu'ici.

Si dans l'asphixie le sang noir suspend, par son contact, l'action cérébrale, il est clair qu'en ouvrant une artère dans un animal qui s'asphixie, la carotide par exemple, en y prenant ce fluide, et l'injectant doucement vers le cerveau d'un autre animal, celui-ci doit mourir également asphixié, au bout de peu de temps. C'est en effet ce qui arrive constamment.

Coupez sur un chien la trachée-artère; bouchez-là ensuite hermétiquement. Au bout de deux minutes le sang coule noir dans le système à sang rouge. Si vous ouvrez ensuite la carotide, et que vous receviez dans une seringue celui qui jaillit par l'ouverture, pour le pousser au cerveau d'un autre animal, celui-ci tombe bientôt, avec une respiration entrecoupée, quelquefois avec des cris plaintifs, et la mort ne tarde pas à survenir.

J'ai fait une expérience analogue à celle-ci, et qui donne cependant un résultat un peu différent. Elle nécessite deux chiens, et consiste, 1°. à adapter un robinet à la trachée-artère du premier, et l'extrémité d'un tube d'argent à sa carotide; 2°. à fixer l'autre extrémité de ce tube dans la carotide du second, du côté qui correspond au cerveau; 3°. à lier chaque artère du côté opposé à celui où le tube est engagé, pour arrêter l'hémorragie; 4°. à laisser un instant le cœur de l'un de ces chiens pousser du sang rouge au cerveau de l'autre; 5°. à fermer le robinet, et à faire ainsi succéder du sang noir à celui qui coulait d'abord.

Au bout de quelque temps le chien qui reçoit le fluide est étourdi, s'agite, laisse tomber sa tête, perd l'usage de ses sens externes, etc. Mais ces phénomènes sont plus tardifs à se déclarer, que quand on injecte du sang noir pris dans le systè-

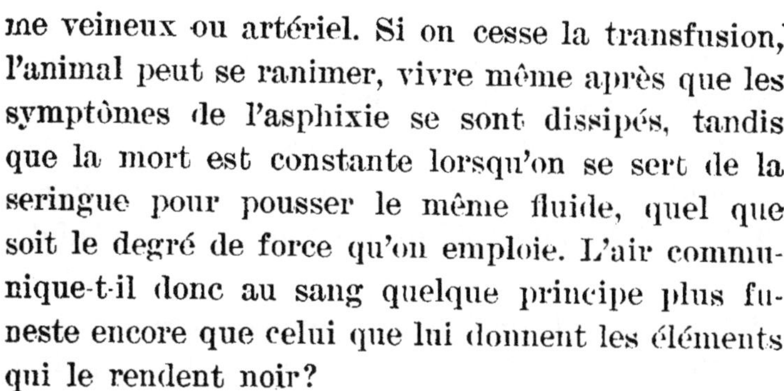

me veineux ou artériel. Si on cesse la transfusion, l'animal peut se ranimer, vivre même après que les symptômes de l'asphixie se sont dissipés, tandis que la mort est constante lorsqu'on se sert de la seringue pour pousser le même fluide, quel que soit le degré de force qu'on emploie. L'air communique-t-il donc au sang quelque principe plus funeste encore que celui que lui donnent les éléments qui le rendent noir?

J'observe que pour cette expérience, il faut que le chien dont la carotide pousse le sang, soit vigoureux, et même plus gros que l'autre, parce que l'impulsion est diminuée à mesure que le cœur se pénètre de sang noir, et que le tube ralentit d'ailleurs le mouvement, quoique cependant ce mouvement soit très sensible, et qu'une pulsation manifeste indique au-dessus du tube, l'influence du cœur de l'un sur l'artère de l'autre.

J'ai voulu essayer de rendre le sang veineux propre à entretenir l'action cérébrale, en le rougissant artificiellement. J'ai donc ouvert la jugulaire et la carotide d'un chien: l'une m'a fourni une certaine quantité de sang noir qui, reçu dans un bocal rempli d'oxygène, est devenu tout de suite d'un pourpre éclatant; je l'ai injecté par l'artère; l'animal est mort subitement, et avec une promptitude que je n'avais point encore observée. On conçoit combien j'étais loin d'attendre un pareil résultat. Mais ma surprise a bientôt cessé par la remarque suivante: une très grande quantité d'air se trouvait mêlée avec le fluide qui est arrivé au cerveau très écumeux et boursoufflé. Or nous avons vu qu'un très petit nombre de bulles aériennes tue les animaux, quand on les introduit dans le système vasculaire, soit du côté du cerveau, soit du côté du cœur.

Ceci m'a fait répéter mes expériences sur l'injection du sang noir, pour voir si quelques bulles ne s'y mêlaient point, et n'occasionnaient pas la mort: j'ai constamment observé que non. Une autre difficulté s'est présentée à moi: il est possible que le peu d'air contenu dans l'extrémité du tube de la seringue, que celui qui a pu s'être introduit par l'artère ouverte, poussés par l'injection vers le cerveau, suffisent pour en anéantir l'action. Mais une simple réflexion a fait évanouir ce doute. Si cette cause était réelle, elle devrait produire le même effet dans l'injection de tout fluide, dans celle de l'eau par exemple: or rien de semblable ne s'observe avec ce fluide.

Nous pouvons donc assurer, je crois, que c'est réellement par la nature des principes qu'il contient, que le sang noir, ou est incapable d'exciter l'action cérébrale, ou agit sur elle d'une manière délétère; car je ne puis dire si c'est négativement ou positivement que s'exerce son influence; tout ce que je sais, c'est que les fonctions du cerveau sont suspendues par elle.

D'après cette donnée, il paraît qu'on devrait ranimer la vie des asphixiés, en poussant au cerveau du sang rouge, qui en est l'excitant naturel. Distinguons à cet égard deux périodes dans l'asphixie: 1°. celle où les fonctions cérébrales sont seules suspendues; 2°. celle où la circulation s'est déjà arrêtée, ainsi que le mouvement de la poitrine; car cette maladie est toujours caractérisée par la perte subite de la vie animale, et ensuite par celle de l'organique, qui ne vient que consécutivement. Or, tant que l'asphixie est à la première période dans un animal, j'ai observé qu'en transfusant vers le cerveau du sang rouge, au moyen d'un tube adapté à la carotide d'un autre animal, et à la sienne, le mouvement se ranime peu à peu; les fonctions cérébrales reprennent en partie leur exercice, et même souvent des agitations subites dans la tête, les yeux, etc., annoncent le premier abord du sang; mais aussi bientôt le mieux disparaît, et l'animal retombe si la cause asphixiante continue, si par exemple le robinet adapté à la trachée-artère reste fermé.

D'un autre côté, si on ouvre le robinet dans cette première période, presque toujours le contact d'un air nouveau sur le poumon ranime peu à peu cet organe. Le sang se colore, est poussé rouge au cerveau, et la vie se rétablit sans la transfusion précédente qui est toujours nulle pour l'animal dont l'asphixie est à sa seconde période, c'est-à-dire, dont les mouvements organiques ceux du cœur spécialement sont suspendus; en sorte que cette expérience ne nous offre qu'une preuve de ce que nous connaissions déjà; savoir, de la différence d'influence du sang noir et du rouge sur le cerveau, et non un remède contre les asphixies.

J'observe de plus qu'elle ne réussit pas après l'injection du sang veineux par une seringue. Alors, quoique la cause asphixiante ait cessé après l'injection, quoiqu'on pousse du sang artériel par la même ouverture, soit en le transfusant de l'artère d'un autre animal, soit en l'injectant après l'avoir pris dans une artère ouverte, et en avoir rempli un siphon, l'animal ne donne que de faibles marques d'excitation; souvent aucune n'est sensible; toujours la mort est inévitable.

En général l'asphixie occasionnée par le sang pris dans le système veineux même, et poussé au cerveau, est plus prompte, plus certaine, et diffère bien manifestement de celle que fait naître dans le poumon même, le changement gradué du sang rouge en sang noir, lors de l'interruption de l'air, de l'introduction des gaz dans la trachée, etc., etc.

Après avoir établi, par diverses expériences, l'influence funeste du sang noir sur le cerveau qui le reçoit des artères dans l'interruption des phénomènes chimiques du poumon, il n'est pas inutile, je crois, de montrer que les phénomènes des asphixies observés sur l'homme, s'accordent très bien avec ces expériences qui me paraissent leur servir d'explication.

1°. Tout le monde sait que toute espèce d'asphixie porte sa première influence sur le cerveau; que les fonctions de cet organe sont d'abord anéanties; que la vie animale cesse, surtout du côté des sensations; que tout rapport avec ce qui nous environne est tout-à-coup suspendu, et que les fonctions internes ne s'interrompent que consécutivement. Quel que soit le mode d'asphixie, par la submersion, par la strangulation, par le vide, par les divers gaz, etc., le même symptôme se manifeste toujours.

2°. Il est curieux de voir comment, dans les expériences où l'on asphixie un animal dont une artère est ouverte, à mesure que le sang s'obscurcit et devient noir, l'action cérébrale se trouble et se trouve déjà presqu'anéantie, que celle du cœur continue encore avec énergie.

3°. On sait que la plupart des asphixiés qui échappent à la suffocation, n'ont éprouvé qu'un engourdissement général, un assoupissement dont le siège évident est au cerveau, que chez tous ceux où le pouls et le cœur ont cessé de se faire sentir, la mort est presque certaine. Dans de nombreuses expériences, je n'ai jamais vu l'asphixie se guérir avec cette période.

4°. Presque tous les malades qui ont survécu à cet accident, surtout lorsqu'il est déterminé par la vapeur du charbon, disent avoir ressenti d'abord une douleur plus ou moins violente à la tête, effet probable du premier contact du sang noir sur le cerveau. Ce fait a été noté par la plupart des auteurs qui ont traité cette matière.

5°. Ces expressions vulgaires, « le charbon entête, porte à la tête, etc.» ne prouvent-elles pas que le premier effet de l'asphixie que cette substance détermine par sa vapeur, se porte sur le cerveau et non sur le cœur? Souvent le peuple, qui voit sans le prestige des systèmes, observe mieux que nous qui ne voyons quelquefois que ce que nous cherchons à apercevoir d'après l'opinion que nous nous sommes préliminairement formée.

6°. Il est divers exemples de malades qui, revenus de l'état d'asphixie où les a plongés la vapeur du charbon, conservent plus ou moins longtemps diverses altérations dans les fonctions intellectuelles et dans les mouvements volontaires, altérations qui ont évidemment leur siège au cerveau. Plusieurs jours après l'accident, s'il a été à un certain degré, les malades vacillent, ne peuvent se soutenir sur leurs jambes; leurs idées sont confuses. C'est en moins ce que présente en plus l'apoplexie. Quelquefois des mouvements convulsifs se manifestent presque tout-à-coup à la suite de l'impression des vapeurs méphitiques. Souvent un mal de tête a duré plusieurs jours après la disparition des autres symptômes. On peut voir dans les observateurs, dans l'ouvrage du C. Portal, en particulier, ces preuves multipliées de l'influence funeste et souvent prolongée du sang noir sur le cerveau où le transmettent les artères.

Cette influence, quoique réelle sur les animaux à sang froid, sur les reptiles en particulier, est cependant beaucoup moins manifeste. J'ai fait, sur les côtés de la poitrine, deux incisions à une grenouille; le poumon est sorti de l'un et l'autre côté; je l'ai lié là où les vaisseaux y pénètrent; l'animal a cependant vécu encore très longtemps, quoique toute communication fût rompue entre le cerveau et l'organe pulmonaire. Si au lieu de lier celui-ci, on en fait l'extirpation, le même phénomène se remarque.

Dans les poissons que l'organisation des branchies fait essentiellement différer des reptiles, le rapport entre le poumon et le cerveau m'a paru un peu plus immédiat, quoique cependant beaucoup moins que dans les espèces à sang rouge et chaud.

J'ai enlevé, dans une carpe, la lame cartilagineuse qui recouvre les branches: celles-ci, mises à nu, s'écartaient et se rapprochaient alternativement de l'axe du corps. La respiration a paru se faire comme à l'ordinaire, et l'animal a vécu très longtemps sans trouble apparent dans ses fonctions.

J'ai embrassé ensuite, par un fil de plomb, toutes les branchies et les anneaux cartilagineux qui les soutiennent; ce fil a été serré de manière que tout mouvement s'est trouvé empêché dans l'appareil pulmonaire. Bientôt la carpe a langui; ses nageoires ont cessé d'être tendues; le mouvement musculaire s'est peu à peu affaibli; il a cessé entièrement, et l'animal est mort au bout d'un quart d'heure.

Les mêmes phénomènes se sont à peu près manifestés dans une autre carpe dont j'avais arraché les branchies; seulement j'ai observé que l'instant qui a suivi l'expérience, a été marqué par divers mouvements irréguliers, après lesquels l'animal s'est relevé dans l'eau, s'y est maintenu comme à l'ordinaire, a perdu beaucoup de sang et a ensuite succombé entièrement au bout de vingt minutes.

Au reste, le genre particulier de rapports, qui unit le cœur, le cerveau et le poumon dans les animaux à sang rouge et froid, mérite, je crois, de fixer d'une manière spéciale l'attention des physiologistes. Ces animaux ne doivent point être sujets, comme ceux à sang rouge et chaud, aux défaillances, à l'apoplexie et aux autres maladies où la mort est subite par l'interruption de ces rapports; ou du moins leurs maladies analogues à celles-là, doivent porter d'autres caractères; leur asphixie est infiniment plus longue à s'opérer. Revenons aux espèces voisines de l'homme.

D'après l'influence du sang noir sur le cœur, sur le cerveau et sur tous les organes, j'avais pensé que les personnes affectées d'anévrismes variqueux, devaient moins vite périr asphixiées que les autres, si elles se trouvaient privées d'air, parce que le sang rouge, passant dans leurs veines, traverse le poumon sans avoir besoin d'éprouver d'altération, et doit, par conséquent, entretenir l'action cérébrale.

Pour m'assurer si ce soupçon était fondé, j'ai fait d'abord communiquer sur un chien l'artère carotide avec la veine jugulaire, par un tuyau recourbé qui portait le sang de la première dans la seconde, et lui communiquait un mouvement de pulsation très sensible. J'ai ensuite fermé le robinet adapté préliminairement à la trachée-artère de l'animal qui a paru en effet rester plus longtemps sans éprouver les phénomènes de l'asphixie. Mais la différence n'a pas été très marquée; elle s'est trouvée nulle sur un second animal, où j'ai répété la même expérience.

Nous pouvons, je crois, conclure avec certitude des expériences et des considérations diverses, exposées dans ce paragraphe.

1°. Que, dans l'interruption des phénomènes chimiques du poumon, le sang noir agit sur le cerveau comme sur le cœur, c'est-à-dire en pénétrant le tissu de cet organe, et en le privant par là de l'excitation nécessaire à son action;

2°. Que son influence est beaucoup plus prompte sur le premier, que sur le second de ces organes.

3°. Que c'est l'inégalité de cette influence qui détermine la différence de cessation des deux vies,

4

dans l'asphixie où l'animale est toujours anéantie avant l'organique.

Nous pouvons aussi concevoir, d'après ce qui a été dit dans cet article et dans le précédent, combien est peu fondée l'opinion de ceux qui ont cru que, chez les suppliciés par la guillotine, le cerveau pouvait vivre encore quelque temps, et même que les sensations de plaisir et de douleur pouvaient s'y rapporter. L'action de cet organe est immédiatement liée à sa double excitation, 1°, par le mouvement, 2°. par la nature du sang qu'il reçoit. Or cette excitation devenant alors subitement nulle, l'interruption de toute espèce de sentiment doit être subite.

Quoique dans la cessation des phénomènes chimiques du poumon, le trouble des fonctions cérébrales influe beaucoup sur la mort des autres organes, cependant il n'en est le principe que dans la vie animale où même d'autres causes se joignent aussi à celle-là, comme nous allons le voir. La vie organique cesse par le seul contact du sang noir sur les divers organes. La mort du cerveau n'est qu'un phénomène isolé et partiel de l'asphixie, laquelle ne réside exclusivement dans aucun organe, mais les frappe tous également par l'influence du sang qu'elle y envoie. Ceci va se développer dans l'article suivant.

DE L'INFLUENCE

QUE

LA MORT DU POUMON

EXERCE SUR

LA MORT DE TOUS LES ORGANES

Je viens de montrer comment l'interruption des phénomènes chimiques du poumon anéantit les fonctions du cœur et du cerveau. Il me reste à faire voir que ce n'est pas seulement sur ces deux organes que le sang noir exerce son influence, que tous ceux de l'économie en reçoivent une funeste impression, lorsqu'il y est conduit par les artères, et que par conséquent l'asphixie est, comme je l'ai dit, une maladie générale à tous les organes.

Je ne reviendrai pas sur la division des phénomènes pulmonaires en mécaniques et chimiques. Que la mort commence par les uns ou par les autres, c'est toujours, comme je l'ai prouvé, l'interruption des derniers qui fait cesser la vie: eux seuls vont donc m'occuper.

Mais avant d'analyser les effets produits par la cessation de ces phénomènes sur tous les organes, et par conséquent le mode d'action du sang noir sur eux, il n'est pas inutile, je crois, d'exposer les phénomènes de la production de cette espèce de sang à l'instant où les fonctions pulmonaires s'interrompent. Ce paragraphe qui paraîtra peut-être intéressant, pouvait indifféremment appartenir aux deux articles précédents, ou à celui-ci.

§ I. EXPOSER LES PHÉNOMÈNES DE LA PRODUCTION DU SANG NOIR DANS L'INTERRUPTION DES FONCTIONS CHIMIQUES DU POUMON.

On sait en général que le sang se colore en traversant le poumon, que de noir qu'il était il devient rouge; mais jusqu'ici cette matière intéressante n'a été l'objet d'aucune expérience précise et rigoureuse. Le poumon des grenouilles, à larges ventricules, à membranes minces et transparentes, serait propre à observer cette coloration, si d'un côté la lenteur de la respiration chez ces animaux, la différence de son mécanisme d'avec celui de la respiration des animaux à sang chaud, la somme trop petite du sang qui traverse leurs poumons, n'empêchaient d'établir des analogies complètes entre eux et les espèces voisines de l'homme, ou l'homme lui-même, et si d'un autre côté la ténuité de leurs vaisseaux pulmonaires, l'impossibilité de comparer les changements dans la vitesse de la circulation, avec ceux de la couleur du sang, ne rendaient incomplètes toutes les expériences faites sur ces petits amphibies.

C'est sur les animaux à double ventricule, à circulation pulmonaire complète, à température supérieure à celle de l'atmosphère, à deux systèmes non-communiquants pour le sang rouge et le sang noir, qu'il faut rechercher les phénomènes de la respiration humaine et de toutes les fonctions qui en dépendent. Quelles inductions rigoureuses peut-on tirer des expériences faites sur les espèces où des dispositions opposées se rencontrent?

D'un autre côté, dans tous les mammifères que leur organisation pulmonaire range à côté de l'homme, l'épaisseur des vaisseaux et des cavités du cœur empêche, sinon de distinguer entièrement la couleur du sang, au moins d'en saisir les nuances avec précision. Les expériences faites sans voir ce fluide à nu, ne peuvent donc qu'offrir des approximations, et jamais des notions rigoureuses.

C'est ce qui m'a déterminé à rechercher d'une manière exacte, ce que jusqu'ici on n'avait que vaguement déterminé.

Une des meilleures méthodes pour bien juger la

couleur du sang, est, à ce qu'il me semble, celle dont je me suis servi. Elle consiste, comme je l'ai déjà dit souvent, à adapter d'abord à la trachée-artère, mise à nu et coupée transversalement, un robinet que l'on ouvre ou que l'on ferme à volonté, et au moyen duquel on peut laisser pénétrer dans le poumon la quantité précise d'air nécessaire aux expériences, y introduire différents gaz, les y retenir, pomper tout l'air que l'organe renferme, le distendre par ce fluide au-delà du degré ordinaire, etc. L'animal respire très bien par ce robinet lorsqu'il est ouvert; il vivrait avec lui pendant un temps très long, sans un trouble notable dans ses fonctions.

On ouvre en second lieu une artère quelconque, la carotide, la crurale, etc., afin d'observer les altérations diverses de la couleur du sang qui en jaillit, suivant la quantité, la nature de l'air qui pénètre les cellules aériennes.

En général, il ne faut pas choisir de petites artères; le sang s'y arrête trop vîte. Le moindre spasme, le moindre tiraillement peut y suspendre son cours, tandis que la circulation générale continue. D'un autre côté, les grosses artères dépensent en peu de temps une quantité si grande de ce fluide, que bientôt l'hémorragie pourrait tuer l'animal. Mais on remédie à cet inconvénient, en adaptant à ces vaisseaux un tube à diamètre très petit, ou plutôt en ajustant au tube adapté à l'artère, un robinet qui, ouvert à volonté, ne fournit qu'un jet de la grosseur qu'on désire.

Tout étant ainsi préparé sur un animal quelconque, d'une stature un peu grande, sur un chien par exemple, voyons quelle est la série des phénomènes que nous offre la coloration du sang.

En indiquant, dans ces phénomènes, les temps précis que la coloration reste à se faire, je ne dirai que ce que j'aurai vu, sans prétendre que dans l'homme la durée des phénomènes soit uniforme, que cette durée soit même constante dans les animaux examinés aux époques diverses du sommeil, de la digestion, de l'exercice, du repos, des passions, s'il était possible de répéter les expériences à ces époques diverses. En général c'est peu connaître, comme je l'ai dit, les fonctions animales, que de vouloir les soumettre au moindre calcul, parce que leur instabilité est extrême. Les phénomènes restent toujours les mêmes, et c'est ce qui nous importe; mais leurs variations, en plus ou en moins, sont sans nombre.

Revenons à notre objet, et commençons par les phénomènes relatifs au changement en noir du sang rouge, ou plutôt au non-changement en rouge du sang noir.

1°. Si on ferme le robinet tout de suite après une inspiration, le sang commence, au bout de trente secondes, à s'obscurcir; sa couleur est foncée après une minute; elle est parfaitement semblable à celle du sang veineux, après une minute et demie ou deux minutes.

2°. La coloration en noir est plus prompte de plusieurs secondes, si on ferme le robinet à l'instant où l'animal vient d'expirer, surtout si, l'expiration ayant été forte, il a rendu beaucoup d'air: après une expiration ordinaire, la différence est peu sensible.

3°. Si on adapte au robinet le tube d'une seringue à injection, et qu'en retirant le piston on pompe tout l'air contenu dans le poumon, soit en une fois, soit en deux, suivant le rapport de capacité de la seringue et des vésicules aériennes, le sang passe tout-à-coup du rouge au noir: vingt à trente secondes suffisent pour cela. Il semble qu'il ne faille alors que le temps nécessaire pour évacuer le sang rouge contenu depuis le poumon jusqu'à l'artère ouverte, et que tout de suite le noir lui succède. Il n'y a point ici de gradation. Les nuances ne deviennent point successivement plus foncées pendant la coloration; elle est subite: c'est le sang qui sort par les artères, tel qu'il était dans les veines.

4°. Si au lieu de faire le vide dans le poumon, on y pousse une quantité d'air un peu plus grande que celle que l'animal absorbe dans la plus grande inspiration, et qu'on l'y retienne en fermant le robinet, le sang reste plus longtemps à se colorer; ce n'est qu'après une minute qu'il s'obscurcit; il ne jaillit complètement noir qu'au bout de trois;

cela varie cependant suivant l'état et la quantité d'air qui est poussée. En général, plus il y a de fluide dans le poumon, plus la coloration tarde à se faire.

Il résulte de toutes ces expériences, que la durée de la coloration du sang rouge en noir, est en général, en raison directe de la quantité d'air contenue dans le poumon; que tant qu'il en existe de respirable dans les dernières cellules aériennes, le sang conserve plus ou moins la rougeur artérielle; que cette couleur s'affaiblit à mesure que la portion respirable diminue; qu'elle reste la même qu'elle est dans les veines, quand tout l'air vital a été épuisé à l'extrémité des bronches.

J'ai remarqué que dans les diverses expériences où l'on asphixie un animal, en fermant le robinet et en retenant ainsi de l'air dans sa poitrine pendant l'expérience, s'il agite avec force cette cavité, par des mouvements analogues à ceux de l'inspiration et de l'expiration, la coloration en noir tarde plus à se faire, ou plutôt celle en rouge est plus longue à cesser, que si la poitrine reste immobile: c'est qu'en imprimant à l'air des secousses, ces mouvements le font probablement circuler dans les cellules aériennes, et par conséquent présentent sous plus de points, sa portion respirable au sang qui doit, ou s'unir à elle, ou lui communiquer ses principes devenus hétérogènes à sa nature. Ce que je dirai bientôt sur les animaux qui respirent dans des vessies, rendra évidente cette explication.

Je passe maintenant à la coloration en rouge du sang rendu noir par les expériences précédentes. Les phénomènes dont elles ont été l'objet se passent pendant le temps qui de l'asphixie conduit à la mort: ceux-ci ont lieu durant l'époque qui de l'asphixie ramène à la vie.

1°. Si on ouvre le robinet fermé depuis quelques minutes, l'air pénètre aussitôt les bronches. L'animal expire avec force celui qu'elles contiennent, en absorbe du nouveau avec avidité, et répète précipitamment six à sept grandes inspirations et expirations. Si pendant ce temps on examine l'artère ouverte, on voit presque tout-à-coup un jet très rouge succéder au noir qu'elle fournissait: l'intervalle de l'un à l'autre est tout au plus de trente secondes. Il ne faut que le temps nécessaire pour que le sang noir contenu depuis le poumon jusqu'à l'ouverture de l'artère se soit évacué; à l'instant le rouge lui succède. C'est le même phénomène, en sens inverse, que celui indiqué plus haut, au sujet de l'asphixie, par le vide fait en pompant l'air avec la seringue. On ne voit point ici de nuances successives du noir au rouge; le passage est tranchant; l'éclat de la dernière couleur paraît même plus vif que dans l'état ordinaire.

2°. Si, au lieu d'ouvrir subitement le robinet, on laisse pénétrer l'air dans la trachée-artère par une très petite fente, la coloration est beaucoup moins vive, mais elle est aussi prompte.

3°. Si on adapte au robinet une seringue chargée d'air, qu'on pousse ce fluide vers le poumon, après avoir ouvert le robinet, et qu'on le referme ensuite, le sang devient rouge, mais beaucoup moins manifestement que lorsque l'entrée de l'air est due à une inspiration volontaire. Cela tient probablement à ce que la portion d'air injectée par la seringue refoule dans le fond des cellules celle qui existe déjà dans le poumon, tandis qu'au contraire si on ouvre simplement le robinet, l'expiration rejette d'abord l'air devenu inutile à la coloration, et l'inspiration le remplace ensuite par de l'air nouveau. L'expérience suivante paraît confirmer ceci.

4°. Si, au lieu de pousser de l'air sur celui qui est déjà renfermé dans le poumon, on pompe d'abord celui-ci, et qu'on en injecte ensuite du nouveau, la coloration est plus rapide et surtout plus vive que dans le cas précédent. Cependant elle l'est encore un peu moins que quand c'est par l'inspiration et l'expiration naturelles que se renouvelle l'air.

5°. Le poumon étant mis à découvert de l'un et l'autre côtés, par la section latérale des côtes, la circulation continue encore pendant un certain temps. Alors si, au moyen de la seringue adaptée au robinet de la trachée-artère, on dilate alternativement les vésicules pulmonaires, et qu'on les vide de l'air qu'on y a poussé, les couleurs, rouge et noire, s'observent tour à tour, et à un degré à peu près égal à celui de l'expérience précédente, pendant le temps que la circulation dure, et malgré l'absence de toute fonction mécanique.

Nous pouvons, je crois, tirer des faits que je viens d'exposer, les conséquences suivantes:

1°. La rapidité avec laquelle le sang redevient rouge quand on ouvre le robinet, ne permet guère de douter que le principe qui sert à cette coloration, ne passe directement du poumon dans le sang, à travers les parois membraneuses des vésicules, et qu'une voie plus longue, telle, par exemple, que celle du système absorbant, ne saurait être parcourue par lui. J'établirai d'ailleurs bientôt cette assertion sur d'autres faits.

2°. L'expérience célèbre de Hook, par laquelle on accélère les mouvements affaiblis du cœur, chez les asphixiés ou chez les animaux dont la poitrine est ouverte, en poussant de l'air dans leur trachée-artère, se conçoit très bien d'après la coloration observée précédemment dans la même expérience. Le sang rouge, en pénétrant les fibres du cœur, fait cesser l'affaiblissement dont les frappait le contact du sang noir.

3°. Je ne crois pas que jamais on soit venu à bout de ressuciter par ce moyen les mouvements du cœur, une fois qu'ils sont anéantis par le contact du sang noir. Je l'ai toujours inutilement tenté, quoique plusieurs auteurs prétendent y avoir réussi. Cela se conçoit aisément; en effet, pour que l'action de l'air vivifie le cœur, il faut que le sang qu'elle colore pénètre cet organe: or, si la circulation a cessé, comment pourra-t-il y arriver?

On doit cependant distinguer deux cas dans l'interruption de l'action du cœur par l'asphixie. Quelquefois la syncope survient, et arrête le mouvement de cet organe avant que l'influence du sang noir ait pu produire cet effet: alors, en poussant de l'air dans le poumon, celui-ci, excité par ce fluide, réveille sympathiquement le cœur, comme il arrive lorsqu'une cause irritante est appliquée dans la syncope, sur la pituitaire, le visage, etc. Ce sont les nerfs qui forment alors les moyens de communication entre le poumon et le cœur. Mais quand ce dernier a cessé d'agir, parce que le sang noir en pénètre le tissu, alors il n'est plus susceptible de répondre à l'excitation sympathique qu'exerce sur lui le poumon, parce qu'il contient en lui la cause de son inertie, et que pour surmonter cette cause, il en faudrait une autre qui agît en sens inverse, je veux dire le contact du sang rouge; or ce contact est devenu impossible.

J'ai voulu m'assurer quelle était l'influence des différents gaz respirés, sur la coloration du sang. J'ai donc adapté au tube fixé dans la trachée-artère, différentes vessies dont les unes contenaient de l'hydrogène, les autres du gaz acide carbonique.

L'animal, en respirant et en inspirant, fait alternativement gonfler et resserrer la vessie. Il reste d'abord assez calme; mais au bout de trois minutes, on le voit qui commence à s'agiter; la respiration se précipite et s'embarrasse: alors le sang qui jaillit d'une des carotides ouverte, s'obscurcit et devient enfin noir au bout de quatre ou cinq minutes.

La différence dans la durée et dans l'intensité de la coloration, m'a toujours paru très peu marquée, quel que fût celui des deux gaz dont je me servisse pour l'expérience. Cette remarque mérite d'être rapprochée des expériences des commissaires de l'Institut, qui ont vu l'asphixie complète ne survenir qu'après dix minutes, dans l'hydrogène pur, et se manifester au bout de deux, dans le gaz acide carbonique. Le sang noir circule donc plus longtemps dans le système artériel, lors de la première que lors de la seconde asphixie, sans tuer l'animal et sans anéantir par conséquent l'action de ses organes.

Cela confirme quelques réflexions que je présenterai sur la différence des asphixies.

Pourquoi la coloration est-elle plus tardive en adaptant les vessies au robinet, qu'en fermant simplement celui-ci sans faire respirer aucun gaz? cela tient à ce que l'air contenu dans la trachée-artère et dans ses divisions, à l'instant de l'expérience, étant à plusieurs reprises poussé dans la vessie et repoussé dans le poumon, toute la portion respirable qu'il contient se présente successivement aux orifices capillaires, qui la transmettent au sang.

Au contraire, en se contentant de fermer le robinet, l'air ne peut être agité que difficilement d'un semblable mouvement; en sorte que dès que la portion respirable de celui que renferment les cellules bronchiques est épuisée, le sang cesse de se colorer en rouge, quoiqu'il reste dans la trachée et dans ses grosses divisions, une quantité assez grande de ce fluide, qui n'a point été dépouillée de son principe vivifiant, comme il est facile de s'en assurer, même après l'entière asphixie de l'animal, en coupant la trachée au dessous du robinet, et en y plongeant ensuite une bougie.

En général il paraît que la coloration ne se fait qu'aux extrémités bronchiques, et que la surface interne des gros vaisseaux aériens est étrangère à ce phénomène.

On peut d'ailleurs se convaincre de la réalité de l'explication que je viens de présenter, en pompant préliminairement l'air du poumon, en adaptant ensuite au robinet une vessie pleine d'un des deux gaz, que l'animal inspire et expire seul et sans mélanges. Alors la coloration est presque subite. Mais ici, comme dans l'expérience précédente, il n'y a que peu de différence dans l'intensité et dans la rapidité de cette coloration, soit que l'un, soit que l'autre gaz ait été employé. J'ai choisi de ces deux gaz, parce qu'ils entrent dans les phénomènes de l'inspiration naturelle.

Lorsqu'on adapte à la trachée-artère une vessie pleine d'oxigène que l'animal respire alors presque pur, le sang reste très longtemps à se colorer en noir; mais il ne prend pas d'abord une teinte plus rouge que celle qui lui est naturelle, comme je l'avais soupçonné.

§ II. LE SANG RESTE NOIR PAR L'INTERRUPTION DES PHÉNOMÈNES CHIMIQUES DU POUMON, PÉNÈTRE TOUS LES ORGANES, ET Y CIRCULE QUELQUE TEMPS DANS LE SYSTÈME VASCULAIRE A SANG ROUGE.

Nous venons d'établir les phénomènes de la coloration du sang dans l'interruption des phénomènes chimiques du poumon. Avant de considérer l'influence de cette coloration sur la mort des organes, prouvons d'abord que tous sont pénétrés par le sang resté noir.

J'ai démontré que la force du cœur subsistait encore quelque temps à un degré égal à celui qui lui est ordinaire, quoique le sang noir y aborde; que ce sang jaillit d'abord avec un jet semblable à celui du rouge; que l'affaiblissement de ce jet n'est que graduel et consécutif, etc. Je pourrais déjà conclure de là, 1°. que la circulation artérielle continue encore pendant un certain temps, quoique les artères contiennent un fluide différent de celui qui leur est habituel; 2°. que l'effet nécessaire de cette circulation prolongée, est de pénétrer de sang noir tous les organes qui n'étaient accoutumés qu'au contact du rouge. Mais déduisons cette conclusion d'expériences précises et rigoureuses.

Pour bien apprécier ce fait important, il suffit de mettre successivement à découvert les divers organes, pendant que le tube adapté à la trachée est fermé, et par conséquent que l'animal s'asphixie. J'ai donc ainsi examiné tour à tour les muscles, les nerfs, les membranes, les viscères, etc. Voici le résultat de mes observations:

1°. La matière colorante des muscles se trouve dans deux états différents: elle est libre ou combinée; libre dans les vaisseaux où elle circule avec le sang auquel elle appartient; combinée avec les fibres, et alors hors des voies circulatoires; c'est cette dernière partie qui forme spécialement la couleur du muscle. Or elle n'éprouve dans l'asphixie aucune altération; elle reste constamment la même; au contraire, l'autre noircit sensiblement. Coupé en travers, l'organe fournit une infinité de gouttelettes noirâtres qui sont les indices des vaisseaux divisés, et qui ressortent sur le rouge naturel des muscles: c'est le sang circulant dans le système artériel de ces organes, auxquels il donne la teinte livide qu'ils présentent alors, et qui est très sensible sur le cœur où beaucoup de ramifications se rencontrent à proportion de celles des autres muscles.

2°. Les nerfs sont habituellement pénétrés par une foule de petites artères qui rampent dans leur tissu, et qui vont y porter l'excitation et la vie. Dans l'asphixie, le sang noir qui les traverse, s'annonce par une couleur brune obscure que l'on voit succéder au blanc de rose naturel à ces organes.

3°. Il est peu de parties où le contact du sang noir soit plus visible que sur la peau: les taches livides, si fréquentes dans l'asphixie, ne sont, comme nous l'avons dit, que l'effet de l'obstacle qu'il éprouve à passer dans le système capillaire général, dont la contractilité organique insensible n'est point suffisamment excitée par lui. A cette cause sont aussi dus l'engorgement et la tuméfaction de certaines parties, telles que les joues, les lèvres, la face en général, la peau du crâne, quelquefois celle du cou, etc. Ce phénomène est le même que celui que présente le poumon, lequel ne pouvant être traversé par le sang, dans les derniers instants, devient le siège d'un engorgement qui affecte surtout le système capillaire. Au reste, ce phénomène y est toujours infiniment plus marqué que dans le système capillaire général, par les raisons exposées plus haut.

4°. Les membranes muqueuses nous offrent aussi, lorsque les fonctions chimiques du poumon s'interrompent, un semblable phénomène. La tuméfaction si fréquente de la langue, chez les noyés, chez les pendus, chez les asphixiés par les vapeurs du charbon, etc., la lividité de la membrane de la bouche, des bronches, des intestins, etc., observée par la plupart des auteurs, ne tient pas à d'autres principes. En voici d'ailleurs la preuve:

Retirez, sur un animal, une portion d'intestin; fendez-la de manière à mettre sa surface interne à découvert; fermez le robinet préliminairement adapté à la trachée-artère; au bout de quatre à cinq minutes, quelquefois plus tard, une teinte brune obscure a succédé au rouge qui caractérise cette surface dans l'état naturel.

5°. J'ai fait la même observation sur des bourgeons charnus d'une plaie faite à un animal pour y observer cette coloration par le sang noir. Remarquons cependant que dans les deux expériences précédentes, ce phénomène est plus lent à se produire que dans plusieurs autres circonstances.

6°. La coloration des membranes séreuses, par le moyen que j'ai indiqué, est beaucoup plus prompte, comme on peut s'en assurer en examinant comparativement les surfaces interne et externe de l'intestin, pendant que le robinet est fermé: cela tient à ce que, dans ces sortes de membranes, la teinte livide qu'elles prennent dépend non du sang qui les pénètre, mais des vaisseaux qui rampent au-dessous d'elles; telles sont les artères du mésentère sous le péritoine, celles du poumon sous la plèvre, etc. Or, ces vaisseaux étant considérables, c'est la grande circulation qui s'y opère, et par conséquent le sang noir y aborde, presque dès l'instant où il est produit. Dans les membranes muqueuses, au contraire, ainsi que dans les cicatrices, c'est par le système capillaire de la membrane elle-même, que se fait la coloration. Or ce système est bien plus lent à recevoir le sang noir, et à s'en pénétrer, que le premier; quelquefois même il refuse de l'admettre en certains endroits: ainsi j'ai vu plusieurs fois la membrane des fosses nasales être très rouge dans des animaux asphixiés, tandis que celle de la bouche était livide, etc.

En général le sang noir se comporte de trois manières dans le système capillaire général: 1°. il est des endroits où il ne pénètre nullement, et alors les parties conservent leur couleur naturelle; 2°. il en est d'autres où il passe manifestement, mais où il s'arrête, et alors on observe une simple coloration s'il y en aborde peu, cette coloration, plus une tuméfaction de la partie si beaucoup y pénètre; 3°. enfin dans d'autres cas le sang noir traverse sans s'arrêter le système capillaire, et passe dans les veines, comme le faisait le sang rouge.

Dans le premier et le second cas, la circulation générale trouve l'obstacle qui l'arrête dans le système capillaire général; dans le troisième, qui est beaucoup plus général, c'est aux capillaires du poumon que le sang va suspendre son cours, après avoir circulé dans les veines.

Ces deux genres d'obstacles coïncident souvent l'un avec l'autre. Ainsi, dans l'asphixie, une partie du sang noir circulant dans les artères, s'arrête à la face, aux surfaces muqueuses, à la langue, aux lèvres, etc.; l'autre partie, bien plus considérable, qui n'a point trouvé d'obstacle dans le système capillaire général, va engorger le poumon et y trouver le terme de son mouvement.

Pourquoi certaines parties du système capillaire général refusent-elles d'admettre le sang noir, ou, si elles l'admettent, ne peuvent-elles le faire passer dans les veines, tandis que d'autres, moins facilement affaiblies par l'influence de son contact, favorisent sa circulation comme à l'ordinaire? Pourquoi le premier phénomène est-il plus particulièrement observable à la face? Cela ne peut dépendre que du rapport qu'il y a entre la sensibilité de chaque partie et cette espèce de sang: or ce rapport nous est inconnu.

J'ai voulu me servir de la facilité que l'on a de faire varier la couleur du sang, suivant l'état du poumon, pour distinguer l'influence de la circulation de la mère sur celle de l'enfant. Je me suis procuré une chienne pleine; je l'ai asphixiée en fermant un tube adapté à sa trachée-artère. Quatre minutes après que toute communication a été interceptée entre l'air extérieur et ses poumons, elle a été ouverte; la circulation continuait: la matrice a été incisée ainsi que ses membranes, et j'ai mis le cordon à découvert sur deux ou trois fœtus. Nous n'avons aperçu aucune différence entre le sang de la veine et des artères ombilicales: il était également noir dans l'un et l'autre genres de vaisseaux.

Je n'ai pu avoir d'autres chiennes pleines et d'une assez grande stature pour répéter cette expérience d'une autre manière. Il faudrait en effet, 1°. mettre à nu le cordon, et comparer d'abord la couleur naturelle du sang de l'artère avec la couleur naturelle de celui de la veine ombilicale. Leur différence, dans plusieurs fœtus de cochon d'Inde, m'a paru infiniment moindre qu'elle ne l'est chez l'adulte, dans les deux systèmes vasculaires, et même elle s'est trouvée entièrement nulle dans plusieurs circonstances. Les deux sangs offraient une noirceur égale, malgré que la respiration de la mère se fît très bien encore, son ventre étant ouvert; 2°. On fermerait le robinet de la trachée, et on observerait si les changements de la coloration du sang de l'artère ombilicale du fœtus (en supposant que son sang soit différent de celui de la veine) correspondraient à ceux qui s'opéreraient inévitablement alors dans le système artériel de la mère, ou si les uns n'influeraient point sur les autres. Les expériences faites dans cette vue et sur de grands animaux, pourront beaucoup éclairer le mode de communication vitale de la mère à l'enfant. On a aussi à désirer des observations sur la couleur du sang dans le fœtus humain, sur la cause du passage de sa couleur livide à un rouge très marqué, quelque temps après être sorti du sein de sa mère, etc., etc.

Je pourrais ajouter différents exemples à ceux que je viens de rapporter, sur la coloration, par le sang noir, des différents organes. Ainsi, le rein d'un chien ouvert pendant qu'il s'asphixie, présente une lividité bien plus remarquable que durant sa vie, dans la substance corticale, où se distribuent surtout les artères, comme on le sait. Ainsi la rate ou le foie, coupés en travers, ne laissent-ils plus échapper que du sang noir, au lieu de ce mélange de jets noirs et rouges qu'on observe lorsqu'on fait la section de ces organes sur un animal vivant, dont la respiration est libre, etc.

Mais nous avons, je crois, assez de faits pour établir avec certitude que le sang resté noir après l'interruption des phénomènes chimiques du poumon, circule encore quelque temps, pénètre tous les organes, et y remplace le sang rouge qui en arrosait le tissu.

Cette conséquence nous mène à l'explication d'un phénomène qui frappe sans doute tous ceux qui font des ouvertures de cadavres, savoir, qu'on n'y rencontre jamais que du sang noir, même dans les vaisseaux destinés au sang rouge.

Dans les derniers instants de l'existence, quel que soit le genre de mort, nous verrons que le poumon s'embarrasse presque toujours, et finit ses fonctions avant que le cœur n'ait interrompu les siennes. Le sang fait encore plusieurs fois le tour de son double système, après qu'il a cessé de recevoir l'influence de l'air: il circule donc noir pendant un certain temps, et par conséquent reste tel dans tous les organes, quoique cependant la circulation soit bien moins marquée que dans l'asphixie, ce qui établit les grandes différences dont nous parlerons. Rien de plus facile, d'après cela, que de concevoir les phénomènes suivants:

1°. Lorsque le ventricule et l'oreillette à sang rouge, la crosse de l'aorte, etc., etc., contiennent du sang, c'est toujours du noir, comme le savent très bien ceux qui ont l'habitude d'injecter souvent. En exerçant les élèves dans la pratique des opérations chirurgicales sur le cadavre, j'ai toujours vu que lorsque les artères ouvertes ne sont pas entièrement vides, et qu'elles laissent suinter un peu de sang, ce sang offre constamment la même couleur.

2°. Le corps caverneux est toujours gorgé de cette espèce de fluide, soit qu'il se trouve dans l'état de flaccidité habituelle, soit qu'il reste en érection, comme je l'ai vu sur deux sujets apportés à mon amphithéâtre; l'un s'était pendu, l'autre avait éprouvé une violente commotion, à laquelle il paraissait avoir subitement succombé.

3°. On ne trouve presque jamais rouge, le sang qui distend plus ou moins la rate des cadavres; cependant l'extérieur de cet organe et sa surface concave, présentent quelquefois des taches d'une couleur écarlate très vive, que je ne sais trop à quoi attribuer.

4°. Les membranes muqueuses perdent à la mort la rougeur qui les caractérisait pendant la vie; elles prennent presque toujours une teinte sombre, foncée, etc.

5°. Lorsqu'on examine le sang épanché dans le cerveau des apoplectiques, on le trouve presque constamment noir.

6°. Souvent, au lieu de se porter au dedans, c'est au dehors que le sang se dirige. Toute la face, le cou, quelquefois les épaules, se gonflent alors et s'infiltrent de sang: il est assez commun de voir des cadavres où se rencontre cette disposition que je n'ai encore jamais vu coïncider avec un épanchement interne. Or examinez alors la couleur de la peau; elle est violette ou d'un brun très foncé, signe manifeste de l'espèce de sang qui l'engorge. Ce n'est pas, comme on l'a dit, à cause de cette couleur, le reflux du sang veineux qui produit ce phénomène, mais bien la stase du sang noir qui circule, à l'instant de la mort, dans le système capillaire extérieur, où il trouve un obstacle, et qu'il engorge au lieu de le rompre, d'en briser les parois et de s'épancher, comme il arrive, dans le cerveau. Je présume que cette différence tient à la résistance plus grande, à la texture plus serrée des vaisseaux externes que des internes.

Je ne pousse pas plus loin les conséquences nombreuses du principe établi ci-dessus, savoir, de la circulation du sang noir dans le système artériel pendant les derniers moments qui terminent la vie; j'observe seulement que lorsque c'est par la circulation que commence la mort, comme dans une plaie du cœur, etc., les phénomènes précédents ne s'observent pas, ou du moins sont très peu sensibles.

Passons à l'examen de l'influence que le poumon exerce sur les organes dont il pénètre le tissu.

§ III. LE SANG NOIR N'EST POINT PROPRE A ENTRETENIR L'ACTIVITÉ ET LA VIE DES ORGANES, QU'IL PÉNÈTRE DÈS QUE LES FONCTIONS CHIMIQUES DU POUMON ONT CESSÉ.

Quelle est l'influence du sang noir abordant aux organes par les artères? Pour le déterminer, remarquons que le premier résultat du contact du sang rouge est d'exciter ces organes, de les stimuler, d'entretenir leur vie, comme le prouvent les observations suivantes:

1°. Comparez les tumeurs inflammatoires, l'érysipèle, le phlegmon, etc., à la formation desquelles le sang rouge concourt essentiellement, avec les taches scorbutiques, les pétéchies, etc., etc., que le sang noir produit surtout; vous verrez les unes caractérisées par l'exaltation, les autres par la prostration locale des forces de la vie.

2°. Examinez deux hommes, dont l'un à face rouge, à poitrine large, à la surface cutanée que le moindre exercice colore fortement en rose, etc., annonce la plénitude du développement des fonctions qui changent en rouge le sang noir, et dont l'autre à teint blême et livide, à poitrine resserrée, etc., indique, par tout son extérieur, que ces fonctions languissent chez lui: vous verrez quelle est la différence dans l'énergie de leurs forces respectives.

3°. La plupart des gangrènes séniles commencent par une lividité dans la partie, lividité qui est l'indice évident de l'absence ou de la diminution du sang rouge.

4°. La rougeur des branchies est, dans les poissons, le signe auquel on reconnaît leur vigueur.

5°. Plus les bourgeons charnus sont rouges, meilleure est leur nature: plus ils sont pâles ou bruns, moins la cicatrice a de tendance à se faire.

6°. La couleur vive de toute la tête, de la face surtout, l'ardeur des yeux, etc., coïncide toujours avec l'extrême énergie que prend, dans certains accès fébriles, l'action du cerveau.

7°. Plus les animaux ont leur système pulmonaire développé, plus la coloration du sang y est active, par conséquent, plus la vie animale de leurs organes divers est parfaite et bien développée.

8°. La jeunesse qui est l'âge de la vigueur, est celui où le sang rouge prédomine dans l'économie. Qui ne sait que les vieillards ont, à proportion, et leurs artères plus rétrécies, et leurs veines plus larges que dans les premières années? qui ne sait que le rapport des deux systèmes vasculaires est inverse dans les deux âges extrêmes de la vie?

J'ignore comment le sang rouge excite et entretient, par sa nature, la vie de toutes les parties. Peut-être est-ce par la combinaison des principes qui le colorent, avec les divers organes auxquels il parvient. En effet, voici la différence des phénomènes qu'offrent les deux systèmes capillaires, général et pulmonaire:

Dans le premier, le sang, en changeant de couleur, laisse dans les parties les principes qui le rendent rouge; au lieu que dans le second, les éléments auxquels il doit sa noirceur sont rejetés par l'expiration et par l'exhalation qui l'accompagnent. Or cette union des principes colorant le sang artériel, avec les organes, n'entre-t-elle pas pour beaucoup dans l'excitation habituelle où ils sont entretenus, excitation nécessaire à leur action? Si cela est, on conçoit que le sang noir ne pouvant offrir les matériaux de cette union, ne saurait agir comme excitant de nos diverses parties.

Du reste je propose cette idée sans y tenir en aucune manière; on peut la mettre à côté de l'action sédative, que j'ai dit être peut-être exercée sur les nerfs par le sang noir. Quelque probable que paraisse une opinion, dès que la rigoureuse expérience ne saurait la démontrer, tout esprit judicieux ne doit y attacher aucune importance.

Recherchons donc, abstraction faite de tout système, comment le contact du sang noir sur les parties en détermine la mort.

On peut, comme nous l'avons fait en parlant de la mort du cœur, diviser ici les parties en celles qui appartiennent à la vie animale, et en celles qui concourent aux phénomènes organiques. Voyons comment les unes et les autres finissent alors d'agir.

Tous les organes de la vie animale sont sous la dépendance du cerveau; si ce viscère interrompt ses phénomènes, les leurs cessent alors nécessairement. Or nous avons vu que le contact du sang noir frappe d'atonie les forces cérébrales d'une manière presque soudaine. Sous ce premier rapport, les organes locomoteurs, vocaux et sensitifs, doivent donc rester dans l'inertie chez les asphixiés; c'est même la seule cause qui en suspend l'exercice dans les expériences diverses où l'on pousse du sang noir au cerveau, les autres parties n'en recevant point. Mais lorsque tous les organes sont, comme lui, soumis à son influence, deux autres causes se joignent à celle-ci:

1°. Les nerfs qui s'en trouvent pénétrés, ne sont plus par là même susceptibles d'établir des communications entre le cerveau et les sens d'une part, de l'autre entre ce même viscère et les organes locomoteurs ou vocaux;

2°. Le contact du sang noir sur ces organes eux-mêmes, y anéantit leur action. Injectez, en effet, dans l'artère crurale d'un animal, cette espèce de sang pris dans une des veines; vous verrez bientôt ses mouvements s'affaiblir d'une manière sensible, quelquefois même une paralysie momentanée survenir. J'observe que, dans cette expérience, c'est à la partie la plus supérieure de l'artère qu'il faut injecter ce fluide, lequel doit être poussé en assez grande abondance. Si on ouvrait le vaisseau à sa partie moyenne, les muscles de la cuisse recevant presque tous du sang rouge, continueraient, sans aucune altération, à exercer leurs mouvements divers. Cela m'est arrivé dans deux ou trois circonstances.

Je sais qu'on peut dire que la ligature de l'artère, nécessaire dans cette expérience, est seule capable de paralyser le membre. En effet il m'est arrivé deux fois, sinon d'anéantir entièrement, au moins d'affaiblir les mouvements par ce seul moyen; mais aussi souvent j'ai remarqué que son influence était presque nulle, sans doute parce qu'alors les capillaires suppléent, ce qui ne peut arriver dans l'expérience connue de Sténon, où la ligature est appliquée à l'aorte, et où le mouvement est toujours tout de suite intercepté. Cependant le résultat de l'injection du sang noir est presque constamment le même que celui que j'ai indiqué; je dis presque, car, 1°. je l'ai vu manquer une fois, quoiqu'avec les précautions requises; 2°. l'affaiblissement des mouvements varie, suivant les animaux, et dans sa durée, et dans le degré auquel on l'observe.

Il y a aussi dans cette expérience une suspension manifeste du sentiment, laquelle arrive quelquefois plus tard que celle du mouvement, mais qui est toujours réelle, surtout si on a le soin de répéter trois à quatre fois, et à de légers intervalles, l'injection du sang noir.

On produit un effet analogue, mais plus tardif et plus difficile, en adaptant à la canule placée dans la crurale, un tube déjà fixé dans la carotide d'un autre animal, dont la trachée-artère est ensuite fermée, de manière que son cœur pousse du sang noir dans la cuisse du premier.

Les organes de la vie interne, indépendants de l'action cérébrale, ne sont point arrêtés, comme ceux de la vie externe, par la suspension de cette action, lorsque le sang noir circule dans le système artériel; le seul contact de ce sang est la cause qui en suspend les fonctions. La mort de ces organes a donc un principe de moins que celle des organes locomoteurs, vocaux, etc.

J'ai déjà démontré cette influence du sang noir sur les organes de la circulation; nous avons vu comment le cœur cesse d'agir dès qu'il en est pénétré; c'est aussi en partie parce que ce fluide se répand dans les parois artérielles et veineuses par les petits vaisseaux qui concourent à la structure de ces parois, qu'elles s'affaiblissent et cessent leurs fonctions.

Il sera sans doute toujours difficile de prouver d'une manière rigoureuse, que les secrétions, l'exhalation, la nutrition, ne sauraient puiser dans le sang noir les matériaux propres à les entretenir; car cette espèce de sang ne circule pas assez longtemps dans les artères, pour pouvoir faire des expériences sur ces fonctions.

J'ai voulu cependant tenter quelques essais: ainsi 1°. j'ai mis à découvert la surface interne de la vessie d'un animal vivant, après avoir coupé la symphise et ouvert le bas-ventre; j'ai examiné ensuite le suintement de l'urine par l'orifice des urètres, pendant que j'asphixiais l'animal en fermant le robinet adapté à sa trachée-artère; 2°. j'ai coupé le conduit déférent, préliminairement mis à nu, pour voir si, pendant l'asphixie, la semence coulerait, etc.

En général j'ai toujours remarqué que pendant la circulation du sang noir dans les artères, aucun fluide ne paraissait s'écouler des divers organes sécréteurs. Mais j'avoue que dans toutes ces expériences et dans d'autres analogues que j'ai aussi tentées, l'animal éprouve un trouble trop considérable, et par l'asphixie et par les grandes incisions qu'on lui fait souffrir; le temps que dure l'expérience est trop court, pour pouvoir en tirer des conséquences de nature à être admises sans méfiance par un esprit méthodique.

C'est donc principalement par l'analogie de ce qui arrive aux autres organes, que j'assure que ceux des secrétions, de l'exhalation et de la nutrition, cessent leurs fonctions lorsque le sang noir y aborde.

Cela s'accorde d'ailleurs très bien avec divers phénomènes des asphixies: 1°. ainsi le défaut d'exhalation cutanée pendant le temps assez long où le sang noir circule dans les artères avant la mort, est-il peut-être une des causes de la permanence de la chaleur animale dans les sujets attaqués de cet accident; 2°. ainsi j'ai constamment observé sur différents chiens morts lentement d'asphixie, pendant la digestion, en leur retranchant peu à peu l'air au moyen du robinet, que les conduits hépathique, cholédoque et le duodénum contiennent beaucoup moins de bile qu'ils n'en présentent ordinairement, lorsqu'à cette époque on met à découvert ces organes sur un animal vivant; 3°. ainsi, comme je l'ai dit, le sang ne perdant rien par les diverses fonctions indiquées plus haut, s'accumule en grande quantité dans ses vaisseaux. Voilà même pourquoi il est très fatigant de disséquer les cadavres de pendus, d'asphixiés par le charbon, etc. La fluidité et l'abondance de leur sang embarrasse. Cette abondance, observée par divers auteurs, peut tenir aussi à ce que les absorbants affaiblis ne prennent point, après la mort par asphixie, la portion séreuse du sang contenu dans les artères, comme il arrive chez presque tous les cadavres où cette portion se sépare du caillot qui reste dans le vaisseau: ici il n'y a ni séparation, ni absorption.

Les excrétions paraissent alors aussi ne point se faire par l'affaiblissement qu'excite dans l'organe excréteur le contact du sang noir; ainsi a-t-on observé fréquemment la vessie très distendue chez les asphixiés, comme le remarque C. Portal. C'est l'urine qui s'y trouvait avant l'accident, et qui n'a pu être évacuée, quoique la vie ait encore duré quelque temps. En général, jamais les asphixies par le sang noir seul et sans délétère, ne sont accompagnées de ces contractions si fréquentes à l'instant de plusieurs autres morts, ou quelques instants après, dans le rectum, la vessie, etc., contractions qui vident presqu'entièrement ces organes de leurs fluides, et qui doivent être bien distinguées du simple relâchement des sphincters, d'où naissent des effets analogues. Toujours les symptômes d'un affaiblissement général dans les parties se manifestent; jamais on ne voit ce surcroît de vie, ce développement de forces qui marquent si souvent la dernière heure des mourants.

Voilà pourquoi, peut-être, on remarque dans les cadavres des personnes asphixiées, une grande souplesse des membres. La roideur des muscles paraît, en effet, tenir assez souvent à ce que la mort les frappant à l'instant de la contraction, les fibres restent rapprochées et très cohérentes entre elles. Ici, au contraire, un relâchement général, un défaut d'action universel, existant dans les parties lorsque la vie les abandonne, elles restent en cet état, et cèdent aux impulsions qu'on leur communique.

J'avoue cependant que cette explication présente une difficulté dont je ne puis donner la solution; la voici: les asphixiés par les vapeurs méphitiques, périssent à peu près de la même manière que les noyés; ou du moins, si la cause de la mort diffère, le sang noir coule également pendant un temps assez long dans les artères. On peut le voir en ouvrant la carotide sur deux chiens, en même temps que chez l'un on fait parvenir, par un tube adapté à sa trachée-artère, des vapeurs de charbon dans le poumon, et que chez l'autre on pousse, dans cet organe, une certaine quantité d'eau, que l'on y maintient en fermant le robinet, et qui se trouve réduite en écume comme chez les noyés.

Malgré cette analogie des derniers phénomènes de la vie, les membres restent souples et chauds pendant un certain temps dans le premier; ils deviennent roides et glacés dans le second, surtout si on plonge son corps dans l'eau pendant l'expérience (car j'ai observé qu'il y a une perte moins prompte du calorique, en noyant l'animal par l'eau qu'on injecte, et qui intercepte sa respiration, qu'en le plongeant tout entier dans un fluide). Mais revenons à notre objet.

Nous pouvons conclure, je crois, avec assurance, de tous les faits et de toutes les considérations renfermés dans cet article, 1°. que lorsque les fonctions chimiques du poumon s'interrompent, tous les organes cessent simultanément leurs fonctions, par l'effet du contact du sang noir, quelle que soit la manière d'agir de ce sang, ce que je n'examine point; 2°. que leur mort coïncide avec celle du cerveau et du cœur, mais qu'elle n'en dérive pas immédiatement; 3°. que s'il était possible à ces deux organes de recevoir du sang rouge pendant que le noir pénétrerait les autres, ceux-ci finiraient leurs fonctions, tandis qu'eux continueraient les leurs. 4°. qu'en un mot l'asphixie est un phénomène général qui se développe en même temps dans tous les organes, et qui n'est prononcé très spécialement dans aucun.

D'après cette manière d'envisager l'influence du sang noir sur les parties, il paraît que pour peu que son passage dans les artères se continue, la mort en est bientôt le résultat. Cependant certains vices organiques ont prolongé quelquefois au-delà de la naissance, le mélange des deux espèces de sang, mélange qui a lieu, comme on sait, chez le fœtus: tel était le vice de conformation de l'aorte naissant par une branche dans chacun des ventricules, chez un enfant dont parle Sandifort; telle paraît être encore, au premier coup d'œil, l'ouverture du trou de Botal chez l'adulte.

Remarquons cependant que l'existence de ce trou ne suppose point toujours le passage du sang noir dans l'oreillette à sang rouge comme tout le monde le croit. En effet, les deux valvules semi-lunaires entre lesquelles il est situé, quand on le rencontre au-delà de la naissance, s'appliquent nécessairement l'une contre l'autre, par la pression que le sang contenu dans les oreillettes exerce sur elles, lors de la contraction simultanée de ces cavités. Le trou est alors nécessairement bouché, et son oblitération est beaucoup plus exacte que celle de l'ouverture des ventricules par les valvules mitrale et triscupide, ou que celle de l'aorte et de la pulmonaires par les sigmoïdes.

Au reste, il est très commun de rencontrer ce trou ouvert dans les cadavres; je l'ai déjà vu plusieurs fois. Quand il n'existe pas, rien de plus facile que de détruire l'adhérence ordinairement très faible, contractée par les deux valvules qui le ferment, en glissant entre elles le manche d'un scalpel. Si on examine l'ouverture qui résulte de ce procédé, on voit qu'on n'a produit souvent aucune solution de continuité, et qu'il n'y a qu'un simple décollement. Le trou de Botal, ainsi artificiellement pratiqué, présente la même disposition que celui qu'offrent naturellement certains cadavres. Or si on examine cette disposition, on verra que lorsque les oreillettes se contractent, nécessairement le sang se forme à lui-même un obstacle, et ne peut passer de l'une dans l'autre. Il est facile même de s'assurer de la réalité du mécanisme dont je parle, par deux injections de couleur différente, faites en même temps des deux côtés du cœur, par les veines caves et par les pulmonaires.

D'après tout ce que nous avons dit, et de l'influence qu'exerce le sang sur les divers organes, soit par le mouvement dont il est agité, soit par les principes divers qui le constituent, et de la mort qui succède, dans les organes à l'anéantissement de ces deux modes d'influence, il est évident que les organes blancs où le sang ne pénètre point dans l'état ordinaire, et que le cœur n'a point, par conséquent, directement sous sa dépendance, doivent cesser d'exister différemment que ceux qui y sont immédiatement soumis. L'asphixie ne peut point tout-à-coup les atteindre; ils ne sauraient, comme les autres, cesser presque subitement leurs fonctions, dans les plaies du cœur, les syncopes, etc. En un mot, leur vie étant différente, leur mort ne doit point être la même. Or je ne puis déterminer comment cette mort arrive; car je ne connais point assez la vie qui la précède. Rien encore ne me paraît rigoureusement démontré sur le mode circulatoire de ces organes, sur les fluides qui les pénètrent, sur leurs rapports nutritifs avec ceux où aborde le sang, etc., etc.

DE L'INFLUENCE

QUE

LA MORT DU POUMON

EXERCE SUR

LA MORT GÉNÉRALE

En résumant ce qui a été dit dans les articles précédents, de l'influence qu'exerce le poumon sur le cœur, sur le cerveau et sur tous les organes, il est facile de se former une idée de la terminaison successive de toutes les fonctions, lorsque les phénomènes respiratoires sont interrompus, tant dans leur portion mécanique, que dans leur portion chimique.

Voici comment la mort arrive si les phénomènes mécaniques du poumon cessent, soit par les diverses causes exposées dans l'article 5e, soit par d'autres analogues, comme par une rupture du diaphragme survenue à la suite d'une chute sur l'abdomen, dont les viscères ont été refoulés supérieurement, ainsi que j'ai déjà eu deux fois occasion de l'observer par la fracture simultanée d'un grand nombre de côtes, par l'écrasement du sternum, etc.

1°. Plus de phénomènes mécaniques; 2°. plus de phénomènes chimiques, faute d'air qui les entretienne; 3°. plus d'action cérébrale, faute de sang rouge qui excite le cerveau; 4°. plus de vie animale, de sensation, de locomotion et de voix, faute d'excitation dans les organes de ces fonctions, par l'action cérébrale et par le sang rouge; 5°. plus de circulation générale; 6°. plus de circulation capillaire, de secrétions, d'absorption, d'exhalation, faute d'action exercée par le sang rouge sur les organes de ces fonctions; 7°. plus de digestion faute de secrétion et d'excitation des organes digestifs, etc. etc.

Les phénomènes de la mort s'enchaînent différemment, lorsque les fonctions chimiques du poumon sont interrompues; ce qui arrive, 1°. dans la machine du vide; 2°. lors de l'oblitération de la trachée-artère, par un robinet adapté artificiellement à ce canal, par un corps étranger qui y est tombé, par un autre qui fait saillie à la partie antérieure de l'œsophage, par la strangulation, par un polype, par des matières muqueuses amassées dans les cavités aériennes, etc.; 3°. dans les différentes affections inflammatoires, squirreuses et autres, de la bouche, du gosier, du larynx, etc.; 4°. dans la submersion; 5°. lors d'un séjour sur le sommet des plus hautes montagnes; 6°. dans l'introduction accidentelle des différents gaz non respirables, tels que les gaz acide carbonique, azote, hydrogène, muriatique oxygéné, ammoniac, etc; 7°. lors d'une respiration trop prolongée dans l'air ordinaire, dans l'oxigène, etc., etc... Dans tous ces cas, la mort survient de la manière suivante:

1°. Interruption des phénomènes chimiques; 2°. suspension nécessairement subséquente de l'action cérébrale; 3°. cessation des sensations, de la locomotion volontaire, par la même raison de la voix et des phénomènes mécaniques de la respiration, phénomènes dont les mouvements sont les mêmes que ceux de la locomotion volontaire; 4°. anéantissement de l'action du cœur et de la circulation générale; 5°. terminaison de la circulation capillaire, des secrétions, de l'exhalation, de l'absorption, et consécutivement de la digestion; 6°. cessation de la chaleur animale qui est le résultat de toutes les fonctions, et qui n'abandonne le corps que lorsque tout a cessé d'y être en activité. Quelle que soit la fonction par laquelle commence la mort, c'est toujours par celle-ci qu'elle s'achève.

§. REMARQUES SUR LES DIFFÉRENCES QUE PRÉSENTENT LES DIVERSES ASPHIXIES

Quoique dans le double genre de mort dont je viens d'exposer l'enchaînement successif, le sang noir influe toujours spécialement, par son contact, sur l'affaiblissement et l'interruption de l'action des organes, il ne faut pas croire cependant que cette cause soit constamment la seule. Si cela était, toutes les asphixies se ressembleraient par leurs phénomènes, comme le prouvent les considérations suivantes:

D'un côté, il y a dans toutes ces affections interruption de la coloration du sang noir, et par conséquent circulation de cette espèce de sang dans le système artériel; d'un autre côté, le sang ne présente aucune nuance particulière à chaque asphixie; dans toutes il est le même, c'est-à-dire qu'il passe dans l'appareil vasculaire à sang rouge, tel qu'il était dans l'appareil opposé. J'ai eu occasion de m'assurer très souvent de ce fait. Quelle que soit la manière dont j'ai essayé de faire cesser les fonctions chimiques du poumon, dans mes expériences, la noirceur m'a toujours paru à peu près uniforme.

Malgré cette uniformité relative aux phénomènes de la coloration du sang dans les asphixies, rien n'est plus varié que leurs symptômes et que la marche des accidents qu'elles occasionnent. Leurs différences ont rapport, tantôt au temps que la mort reste à s'opérer, tantôt aux phénomènes qui se développent dans les derniers instants, tantôt à l'état des organes, à la somme des forces qu'ils conservent après que la vie les a abandonnés, etc.

1°. L'asphixie varie par rapport à sa durée: elle

est prompte dans les gaz hydrogène sulfuré, nitreux, dans certaines vapeurs qui s'élèvent des fosses d'aisance, etc.; elle est plus lente dans les gaz acide carbonique, azote, dans l'air épuisé par la respiration, dans l'hydrogène pur, dans l'eau, dans le vide, etc.

2°. Elle varie par les phénomènes qui l'accompagnent: tantôt l'animal s'agite avec violence, est pris de convulsions subites, finit sa vie dans une agitation extrême; tantôt il semble tranquillement voir ses forces lui échapper, passer d'abord de la vie au sommeil, et ensuite du sommeil à la mort. Lorsqu'on compare les nombreux effets du plomb des fosses d'aisance, des vapeurs du charbon, des différents gaz, de la submersion, etc., sur l'économie animale, on voit que chacune de ces causes l'influence d'une manière très différente et souvent opposée.

3°. Enfin les phénomènes qui suivent l'asphixie sont aussi très variables. Comparez le cadavre toujours froid d'un noyé, aux restes longtemps chauds d'un homme suffoqué par les vapeurs du charbon; lisez le résultat des diverses expériences exposées dans le Rapport des commissaires de l'Institut, sur l'influence que le galvanisme reçoit des diverses asphixies; parcourez l'exposé des symptômes qui accompagnent le méphitisme des fosses d'aisance, symptômes développés dans un ouvrage du C. Hallé, qui a aussi spécialement concouru au Rapport dont je viens de parler; rapprochez les nombreuses observations éparses dans les ouvrages de différents autres médecins, du C. Portal, de Louis, de Haller, de Troja, de Pechlin, de Bartholin, de Morgagni, etc., etc.; faites les expériences les plus ordinaires, les plus faciles à répéter sur la submersion, sur la strangulation, sur la suffocation par les divers gaz: vous verrez partout des différences très remarquables dans toutes ces espèces d'asphixies; vous observerez que chacune est presque caractérisée par un état différent dans les cadavres des animaux qui y ont été exposés.

Pour rechercher la cause de ces différences, distinguons d'abord les asphixies en deux classes: 1°. en celles qui surviennent par le simple défaut d'air respirable; 2°. en celles où à cette première cause, se joint l'introduction dans le poumon d'un fluide délétère.

Lorsque le simple défaut d'air respirable occasionne l'asphixie, comme dans celles produites par le vide, par la strangulation, par le séjour trop prolongé dans un air qui ne peut se renouveler, etc., par un corps étranger dans la trachée-artère, etc., etc.; alors la cause immédiate de la mort me paraît être uniquement le contact du sang noir sur toutes les parties, comme je l'ai exposé très en détail dans le cours de cet ouvrage.

L'effet général de ce contact est toujours le même, quelle que soit l'espèce d'accident qui le produise;

aussi les symptômes concomitants et les résultats secondaires de tous ces genres de mort présentent-ils en général peu de différence entre eux. Leur durée est la même; si elle varie, cela ne dépend que de l'interruption plus ou moins prompte de l'air qui est tantôt subitement arrêté, comme dans la strangulation, et qui tantôt n'est qu'en partie intercepté, comme lorsque ces corps étrangers ne bouchent qu'inexactement la glotte.

Cette variété dans la durée et dans l'intensité de la cause asphixiante, peut bien en déterminer quelqu'une dans certains symptômes; tels sont la lividité et le gonflement plus ou moins grands de la face, l'embarras plus ou moins considérable du poumon, etc., le trouble plus ou moins marqué dans les fonctions de la vie animale, l'irrégularité plus ou moins sensible du pouls, etc. Mais toutes ces différences ne supposent point de diversité de nature dans la cause qui interrompt les phénomènes chimiques; elles n'indiquent que des modifications diverses de cette même cause. Voilà, par exemple, 1°. comment un pendu ne meurt point de même qu'un homme suffoqué par une tumeur inflammatoire, de même que celui dans la trachée-artère duquel est tombée une fève, un poids, etc.; 2°. comment, si on fait périr un animal sous une cloche pleine d'air atmosphérique, il restera bien plus longtemps à s'asphixier que si l'on bouche la trachée-artère avec un robinet, et bien moins que si la cloche contient de l'oxigène; 3°. comment les symptômes de l'asphixie, à une hauteur de l'atmosphère où l'air trop raretié n'offre pas assez d'aliment à la vie, dans une chaleur étouffante qui produit sur ce fluide le même effet, différent beaucoup en apparence de l'asphixie que déterminent l'ouverture subite de la poitrine, une compression très forte de cette cavité, en un mot toutes les causes qui font commencer la mort par les phénomènes mécaniques.

Dans tous ces cas, il n'y a qu'un principe unique de la mort, savoir l'absence du sang rouge dans le système artériel; mais suivant que le sang noir passe tout de suite dans ce système, tel qu'il était dans les veines, ou qu'il puise encore quelque chose dans le poumon, les phénomènes qui se manifestent pendant les derniers instants, et même après la mort, varient singulièrement. Je dis après la mort, car j'ai constamment observé que dans toutes les asphixies produites par le simple défaut d'air respirable, plus la vie tarde à se terminer, et plus par conséquent l'état d'angoisses et de malaise qui la sépare de la mort, est prolongé par un peu d'air que reçoivent encore les poumons, moins l'irritabilité et même la susceptibilité galvanique se montrent avec énergie dans les expériences consécutives.

Mais si dans l'asphixie l'introduction d'un fluide aériforme étranger dans les bronches, se joint au défaut d'air respirable, alors la variété des symptômes ne tient plus à la variété des modifications de la cause asphixiante, mais bien à la différence de sa nature.

Cette cause est en effet double dans le cas qui nous occupe. 1°. Le sang resté noir faute des éléments qui le colorent, et porté dans tous les organes à travers le système artériel, comme dans le cas précédent, détermine également l'affaiblissement et la mort de ces organes, ou plutôt ne peut entretenir leur action. 2°. Des principes pernicieux introduits dans le poumon avec les gaz auxquels ils sont unis, agissent directement sur les forces de la vie, et les frappent de prostration et d'anéantissement. Il y a donc ici absence d'un excitant propre à entretenir l'énergie vitale, et présence d'un délétère qui détruit cette énergie.

J'observe cependant que tous les gaz n'agissent pas de cette manière: il paraît que plusieurs ne font périr les animaux que parce qu'ils ne coteninnent point les principes qui colorent le sang. Tel est, par exemple, l'hydrogène pur, où l'asphixie s'opère à peu près de la même manière que lorsque la trachée-artère est simplement oblitérée, que lorsque l'air de la respiration a été tout épuisé, etc. etc., et où, comme l'observent les commissaires de l'Institut, elle est beaucoup plus lente à s'effectuer que dans les autres fluides aériformes.

Mais lorsque, par les exhalaisons qui s'élèvent

à l'air libre, d'une fosse d'aisance, d'un caveau, d'un cloaque où des matières putrides se sont amassées, un homme tombe asphixié à l'instant même où il les respire, et avec des mouvements convulsifs, des agitations extrêmes, etc., alors certainement il y a plus que l'interruption des phénomènes chimiques, et par conséquent que la non-coloration en rouge du sang noir.

En effet, 1°. il entre encore dans le poumon assez d'air respirable avec les vapeurs méphitiques dont cet air est le véhicule, pour entretenir pendant un certain temps la vie et ses diverses fonctions; 2°. en supposant que la quantité des vapeurs méphitiques fût telle qu'aucune place ne restât pour l'air respirable, la mort ne devrait venir que par gradation, sans des secousses violentes et subites; elle devrait être, en un mot, telle qu'elle est produite par la simple privation de cet air: or la manière toute différente dont elle survient, indique qu'il y a ici, outre le contact du sang noir, l'action d'une substance délétère dans l'économie animale.

Ces deux causes agissent donc simultanément dans l'asphixie par les différents gaz. Tantôt l'une prédomine; tantôt leur action est égale. Si le délétère est très violent, il tue souvent l'animal avant que le sang noir ait pu produire beaucoup d'effet; s'il l'est moins, la vie s'éteint sous l'influence de ce dernier autant que sous celle du premier; s'il est faible, c'est principalement le sang noir qui suffoque.

Les asphixies par les gaz ou les vapeurs méphitiques, se ressemblent donc toutes par l'affaiblissement qu'éprouvent les organes de la part du sang noir; c'est sous ce rapport aussi qu'elles sont analogues à celles que détermine la simple privation de l'air respirable. Elles diffèrent par la nature du délétère; cette nature varie à l'infini; on croit la connaître dans quelques fluides aériformes, mais dans le plus grand nombre nous l'ignorons encore presque entièrement; elle nous est surtout peu connue dans les vapeurs qui s'élèvent des matières fécales longtemps retenues, des égouts, etc.

D'après cela je ferai abstraction de la nature spéciale des différentes espèces de délétères, et de la variété des symptômes qui peuvent naître de l'action de chacune en particulier; je n'aurai égard qu'aux effets qui résultent de cette action considérée d'une manière générale.

Je remarque aussi que la variété de ces effets peut beaucoup dépendre de l'état dans lequel se trouve l'individu, en sorte que le même délétère produira des symptômes divers suivant le tempérament, l'âge, la disposition du poumon, celle du cerveau, etc., etc. Mais en général ces variétés portent plus sur l'intensité, sur la force ou la faiblesse des symptômes, que sur leur nature qui reste assez constamment la même.

Comment les différentes substances délétères qui qui sont introduites dans le poumon, avec les vapeurs méphitiques qu'elles composent en partie, agissent-elles sur l'économie? Ce ne peut être que de deux manières; 1°. en affectant les nerfs du poumon, qui réagissent ensuite sympathiquement sur le cerveau; 2°. en passant dans le sang, et en allant directement porter, par la circulation, leur influence sur cet organe, et en général, sur tous ceux de l'économie animale.

Je crois bien que la simple action d'une substance délétère sur les nerfs du poumon, peut avoir un effet très marqué dans l'économie, qu'elle est même capable d'en troubler les fonctions d'une manière très sensible; à peu près comme une odeur, en frappant simplement la pituitaire, agit sympathiquement sur le cœur, et détermine la syncope, comme la vue d'un objet hideux produit le même effet, comme un lavement irritant réveille presque tout-à-coup et momentanément les forces de la vie, comme la vapeur du vinaigre, le jus d'oignon portés sur la conjonctive pendant la syncope, suffisent quelquefois pour réveiller tous les organes, comme l'introduction de certaines substances dans l'estomac se fait subitement ressentir dans toute l'économie, avant que ces substances aient eu le temps de passer dans le torrent circulatoire, etc.

On rencontre à chaque instant de ces exemples où le simple contact d'un corps sur les surfaces muqueuses, produit tout-à-coup une réaction sympathique sur les divers organes, et occasionne des phénomènes très remarquables dans tout le corps.

Nous ne pouvons donc rejeter ce mode d'action des substances délétères qui s'introduisent dans le poumon. Mais la même raison qui nous porte à l'admettre dans plusieurs cas, nous engage à ne pas en exagérer l'influence.

Je ne connais point, en effet, d'exemple où le simple contact d'un corps délétère sur une surface muqueuse, produise subitement la mort. Il peut l'amener au bout d'un certain temps, mais jamais la déterminer dans l'instant qui suit celui où il agit.

Cependant, dans l'asphixie des vapeurs méphitiques, telle est souvent la rapidité avec laquelle survient la mort, qu'à peine le sang noir a-t-il eu le temps d'exercer son influence, et que, bien manifestement la cause principale de la cessation des fonctions est l'action des substances délétères.

Cette considération nous porte donc à croire que ces substances passent dans le sang à travers le poumon, et que, circulant avec ce fluide, elles vont porter à tous les organes, et principalement au cerveau, la cause immédiate de leur mort. Plusieurs médecins ont déjà soupçonné et même admis, mais sans beaucoup de preuves, ce passage dans le sang, des substances délétères introduites par la respiration des vapeurs méphitiques. Voici un très grand nombre de considérations qui me paraissent l'établir d'une manière indubitable:

1°. On ne peut douter, je crois, que le poison de la vipère, que celui de plusieurs animaux venimeux, que celui de la rage même, ne s'introduisent dans le système sanguin, soit par les veines, soit par les lymphatiques, et qu'ils ne déterminent par leur circulation avec le sang, les funestes effets qui en résultent. Pourquoi des effets plus funestes encore, et surtout plus subits, ne seraient-ils pas produits de la même manière dans les asphixies par les vapeurs méphitiques?

2°. Il paraît très certain qu'une portion de l'air qu'on respire passe dans le sang, et que, se combinant avec lui, il sert à sa coloration. Ce passage se fait à travers la membrane muqueuse même, et non par le système absorbant, comme le prouve, dans mes expériences, la promptitude de cette coloration. Or, qui empêche que les vapeurs méphitiques ne suivent la même route que la portion respirable de l'air? Je sais que la sensibilité propre du poumon peut le mettre en rapport avec cette portion respirable, et non avec ces vapeurs; qu'il peut, par conséquent, admettre l'une et refuser les autres. Voilà même sans doute pourquoi, dans l'état ordinaire, les principes constitutifs de l'air atmosphérique, autres que celui qui sert à la vie, ne traversent point ordinairement le poumon, et ne se mêlent pas au sang. Mais, connaissons-nous les limites précises des rapports de la sensibilité du poumon avec toutes les substances? ne peut-il pas laisser passer les unes, quoique délétères, et s'opposer à l'introduction des autres?

3°. La respiration d'un air chargé des exhalaisons qui s'élèvent de l'huile de térébenthine, donne aux urines une odeur particulière. C'est ainsi que le séjour dans une chambre nouvellement vernissée, influe d'une manière si remarquable sur ce fluide. Dans ce cas, c'est bien évidemment par le poumon, au moins en partie, que le principe odorant passe dans le sang, pour se porter de là sur le rein; en effet, je me suis plusieurs fois assuré, qu'en respirant dans un grand bocal, et au moyen d'un tube, l'air chargé de ce principe, qui ne saurait alors agir sur la surface cutanée, l'odeur de l'urine est toujours notablement changée. Si donc le pouomn peut laisser pénétrer diverses substances étrangères à l'air respirable, pourquoi n'admettrait-il pas aussi les vapeurs méphitiques des mines, des lieux souterrains, etc. ?

4°. On connaît l'influence de la respiration d'un air humide sur la production des hydropisies. Plusieurs médecins ont exagéré cette influence qui n'est point aussi étendue qu'ils l'ont dit, mais qui cependant très réelle, prouve, et le passage d'un fluide aqueux dans le sang, avec l'air de la respiration, et, par analogie, la possibilité du passage de toute autre substance différente de l'air respirable.

5°. Si on asphixie un animal dans le gaz hydrogène sulfuré, et que, quelque temps après sa mort, on place sous un de ses organes, sous un muscle, par exemple, une plaque de métal; la surface de cette plaque contiguë à l'organe, devient sensiblement sulfurée. Donc le principe étranger qui ici est uni à l'hydrogène, s'est introduit dans la circulation par le poumon, a pénétré avec le sang toutes les parties que probablement il a concouru à affaiblir, et même à interrompre dans leurs fonctions. Les commissaires de l'Institut ont observé, dans leurs expériences, ce phénomène qui prouve manifestement et directement le mélange immédiat des vapeurs méphitiques avec le sang, ainsi que leur action sur les organes. J'ai fait une observation analogue, dans l'asphixie, avec le gaz nitreux. On connaît les phénomènes de même nature, qui accompagnent l'usage du mercure, pris intérieurement ou extérieurement.

Je crois que nous sommes presque déjà en droit de conclure, d'après les phénomènes que je viens d'exposer, et d'après les réflexions qui les accompagnent, que les substances délétères dont les différents gaz sont le véhicule, passent dans le sang à travers le poumon; et que, portées par la circulation aux divers organes, elles vont les frapper de leur mortelle influence. Mais poursuivons nos recherches sur cet objet, et tâchons d'accumuler d'autres preuves sur les premières.

Je me suis assuré, par un grand nombre d'expériences, qu'on peut, sur un animal vivant, faire passer dans le sang, par la voie du poumon, l'air atmosphérique en nature, ou tout autre fluide aériforme.

Coupez la trachée-artère d'un chien, pour y adapter un robinet; poussez, par ce moyen, et avec une seringue, une quantité de gaz plus considérable que celle que le poumon contient dans une inspiration ordinaire; retenez le gaz dans les bronches, en fermant le robinet: aussitôt l'animal s'agite, se débat, fait de grands efforts avec les muscles pectoraux. Ouvrez alors une des artères, même parmi celles qui sont les plus éloignées du cœur, comme à la jambe, au pied: le sang jaillit aussitôt écumeux, et présente une grande quantité de bulles d'air.

Si c'est du gaz hydrogène que vous avez employé, vous vous assurerez qu'il a passé en nature dans le sang, en approchant de ces bulles une bougie allumée qui les enflammera. Je fais ordinairement l'expérience de cette manière-là.

Quand le sang a coulé écumeux trente secondes et même moins, la vie animale s'interrompt; le chien tombe avec tous les symptômes de la mort qui succède à l'insufflation de l'air dans le système vasculaire à sang noir. Il périt bientôt, quoiqu'on donne accès à l'air en ouvrant le robinet, et en rétablissant ainsi la respiration.

En général, dès que le sang s'est écoulé de l'artère, mêlé avec des bulles d'air, déjà il a porté son influence funeste au cerveau, et on peut assurer que, quelque moyen qu'on emploie, la mort est inévitable.

On voit qu'ici les causes qui déterminent la mort sont les mêmes que celles qui naissent de l'insufflation de l'air dans une veine. Toute la différence est que dans le premier cas l'air passe du poumon dans le système artériel, et que dans le second, c'est du système veineux et à travers le poumon, qu'il se glisse dans les artères.

Dans l'ouverture cadavérique des animaux morts à la suite de ces expériences, on trouve tout l'appareil vasculaire à sang rouge, en commençant par l'oreillette et le ventricule aortiques, plein de bulles d'air plus ou moins importantes. Dans quelques circonstances le sang passe aussi en cet état par le système capillaire général, et tout l'appareil vasculaire à sang noir est également rempli d'un fluide écumeux. D'autres fois les capillaires de tout le corps sont le terme où s'arrête l'air mêlé au sang, et alors, quoique la circulation ait encore continué quelque temps après l'interruption de la vie animale, cependant le sang noir ne présente pas la moindre bulle aérienne, tandis que le rouge en est surchargé.

Je n'ai jamais observé dans ces expériences, qui ont été très souvent répétées, que les bronches aient éprouvé la moindre déchirure; cependant j'avoue qu'il est difficile de s'en assurer dans leurs dernières ramifications; seulement voici un phénomène qui peut jeter quelque jour sur cet objet: toutes les fois qu'on pousse l'air avec une trop grande impétuosité dans le poumon, on produit, outre le passage de ce fluide dans le sang, son infiltration dans le tissu cellulaire où il se propage de proche en proche, et détermine par là l'emphysème de la poitrine, du cou, etc. Mais si l'impulsion est modérée, et que seulement la quantité d'air soit augmentée au delà de la mesure d'une grande inspiration, il n'y a que le passage de l'air en nature dans le sang, et jamais l'infiltration cellulaire.

Les expériences dont je viens de donner le détail, présentent des phénomènes qui se passent dans un état différent de l'inspiration ordinaire: je sens bien par conséquent qu'on ne peut en tirer une rigoureuse induction pour le passage des substances délétères dans la masse du sang; mais cependant je crois qu'elles en confirment beaucoup la possibilité, qui d'ailleurs est démontrée par plusieurs des remarques précédentes.

D'après tout ce qui a été dit ci-dessus, je ne pense pas qu'on puisse refuser d'admettre ce passage. En effet, 1°. nous avons vu que la seule transmission du sang noir dans les artères ne suffisait pas pour rendre raison d'une foule de phénomènes infiniment variés que présentent les diverses asphixies; 2°. que le simple contact, sur les nerfs pulmonaires, des substances délétères qui forment certaines vapeurs méphitiques ne pouvait produire une mort aussi rapide que celle observée quelquefois dans ces accidents; 3°. que nous étions conduits conséquemment à soupçonner, d'après le défaut d'autres causes, celles du passage de ces substances délétères dans le sang; 4°. qu'une foule de considérations établissait positivement, ce passage qui se trouve ainsi prouvé, et par voie indirecte, et par voie directe.

Ce principe étant une fois établi, voyons quelles conséquences en résultent. La première de ces conséquences est le mode d'action qu'exercent les substances délétères sur les divers organes où les porte le torrent de la circulation.

Rechercher le mécanime précis de cette action, ce serait quitter la voie de l'expérience pour entrer dans celle des conjectures. Je ne m'en occuperai pas plus que je ne me suis occupé à trouver comment le sang noir agit précisément sur les organes dont il interrompt l'action.

Je me borne donc à examiner sur quel système se porte principalement l'influence des substances délétères mêlées avec le sang dans diverses espèces d'asphixies. Or tout nous annonce, 1°. que c'est en général sur le système nerveux, sur celui surtout qui préside aux parties de la vie animale; car les fonctions organiques ne sont troublées que consécutivement; 2°. que dans le système nerveux animal, c'est le cerveau qui se trouve spécialement affecté; 3°. que sous ce rapport le C. Pinel a eu raison de classer parmi les névroses différentes asphixies, celles, surtout, dans lesquelles il y a, outre le contact du sang noir, la présence d'un délétère. Voici différentes considérations qui me paraissent laisser peu de doutes sur cet objet.

1° Dans toutes les asphixies où l'on ne peut révoquer en doute la présence d'un délétère, comme par exemple dans celles produites par le plomb, les symptômes se rapportent presque toujours à deux phénomènes généraux et opposés; savoir, au spasme, à celui surtout des muscles à mouvement volontaire, où à une torpeur, à un engourdissement analogues aux affections soporeuses. Deux ouvriers sortent d'une fosse d'aisance de la rue Saint-André-des-Arts, frappés des vapeurs du plomb: l'un s'assied sur une borne, s'endort et tombe asphixié; l'autre s'enfuit en sautant convulsivement jusqu'à la rue du Battoir, et tombe également asphixié. Le sieur Verville s'approche d'un ouvrier tué par le plomb; il respire l'air qui s'exhale de sa bouche: soudain il est renversé sans connaissance, et bientôt il est pris de fortes convulsions. La vapeur du charbon enivre souvent, comme on le dit. J'ai vu périr les animaux asphixiés par d'autres gaz avec une roideur des membres, qui indique le plus violent spasme. Le centre de tous ces symptômes, l'organe spécialement affecté dont ils émanent, est sans contredit le cerveau. Il arrive alors ce qui survient quand on met cet organe à découvert, et qu'on l'irrite ou qu'on le comprime d'une manière quelconque: l'irritation ou la compression donnent lieu tantôt à l'assoupissement, tantôt aux convulsions, suivant leurs degrés, et quelquefois suivant la disposition du sujet. Ici il n'y a point de compression; mais l'irritant est le délétère apporté au cerveau par la circulation.

2°. La vie animale est toujours subitement interrompue avant l'organique, dans les cas où l'asphixie a été telle qu'on ne peut soupçonner le contact du sang noir de l'avoir seul produite. Or le centre de cette vie est le cerveau; c'est lui auquel se rapportent les sensations et d'où partent les volitions. tout doit donc être anéanti dans les phénomènes de nos rapports avec les êtres voisins, lorsque l'action cérébrale a cessé.

3°. J'ai prouvé que lorsque le sang noir tue seul l'animal, le cerveau se trouve d'abord spécialement affecté par son contact. Pourquoi les substances délétères qui, dans l'asphixie, sont apportées comme le sang par les artères céphaliques, n'agiraient-elles pas de la même manière sur la plupe cérébrale ?

4°. J'ai poussé par la carotide différents gaz délétères, l'hydrogènes sulfuré, par exemple; j'ai fait parvenir au cerveau quelques-unes des substances connues qui vicient la nature de ces gaz, en les mêlant avec des liquides; et toujours l'animal a péri asphixié, soit avec les symptômes de spasme, soit avec ceux de torpeur indiqués plus haut. En général, rien de plus semblable aux asphixies des différents gaz délétères, que la mort déterminée par les substances nuisibles, quelle que soit leur nature, qu'on introduit artificiellement dans la carotide pour les faire parvenir au cerveau. J'ai exposé dans un des articles précédents plusieurs expériences relatives à cet objet.

5°. Tous les accidents qu'entraînent après elles ces sortes d'asphixies, lorsque le malade revient à la vie, supposent une lésion, un trouble dans le système nerveux, dans celui surtout dont le cerveau est le centre. Ce sont des paralysies, des tremblements, des douleurs vagues, des dérangements dans l'appareil sensitif extérieur, etc., etc.

Concluons des considérations précédentes, que c'est sur le cerveau, sur le système nerveux cérébral, et par conséquent sur tous les organes de la vie animale qui en sont dépendants, que les principes délétères introduits dans la grande circulation par les asphixies, portent leur première et leur principale influence, et que c'est de la mort de ces parties que dérive spécialement celle des autres. Les divers organes sont sans doute aussi frappés et affaiblis directement dans ce cas; ils peuvent même mourir par le contact immédiat des principes qui y abordent avec le sang; et sous ce rapport, leur action est analogue à celle que nous avons dit être produite par le contact du sang noir. Mais tous ces phénomènes sont constamment bien plus marqués dans la vie animale que dans l'organique, où ils se développent sans doute comme nous avons dit que cela arrive par le contact du sang noir.

Au reste, n'oublions jamais d'associer dans la cause de ces sortes de mort, l'influence de ce sang noir à celle des délétères, quoique nous ayons fait ici abstraction de cette influence. Elle est d'autant plus marquée, que la circulation a continué plus longtemps après la première invasion des symptômes, parce que le sang noir a eu plus le temps de pénétrer les organes.

D'après ce que nous avons dit de l'introduction des délétères dans le sang, et de leur action sur les diverses parties, on se fera aisément, je pense, une idée de toutes les différences indiquées plus haut dans les asphixies qu'ils produisent. La nature infiniment variée de ces délétères, doit produire en effet des symptômes très différents par leur intensité, par leur rapidité, par les traces qu'ils laissent, et dans la vie des organes de celui qui échappe à l'asphixie, et dans les cadavres de ceux qui y succombent.

Au reste, ces différences tiennent beaucoup à la disposition du sujet: le même délétère peut, comme je l'ai dit, produire, suivant cette disposition, des effets très divers, et quelquefois opposés en apparence.

§ II. DANS LE PLUS GRAND NOMBRE DES MALADIES LA MORT COMMENCE PAR LE POUMON

Je viens de parler des morts subites; disons un mot de celles qui succèdent lentement aux diverses maladies. Pour peu qu'on ait observé d'agonies, on s'est, je crois, facilement persuadé que le plus grand nombre termine la vie par une affection du poumon. Quel que soit le siège de la maladie principale, que ce soit un vice organique, ou une lésion générale des fonctions, telle qu'une fièvre, etc., presque toujours dans les derniers instants de l'existance, le poumon s'embarrasse; la respiration devient pénible; l'air sort et entre avec peine; la coloration du sang ne se fait que très difficilement; il passe presque noir dans les artères.

Les organes déjà affaiblis généralement par la maladie, reçoivent bien plus facilement alors l'influence funeste du contact de ce sang, que dans les asphixies, où ces organes sont intacts. La perte des sensations et des fonctions intellectuelles, bientôt celle des mouvements volontaires, succèdent à l'embarras du poumon. L'homme n'a plus de rapport avec ce qui l'entoure; toute sa vie animale s'interrompt, parce que le cerveau pénétré par le sang noir, cesse ses fonctions qui, comme on sait, président à cette vie.

Peu à peu le cœur et tous les organes de la vie interne se pénétrant de ce sang, finissent aussi leurs mouvements. C'est donc ici le sang noir qui arrête tout à fait le mouvement vital que la maladie a déjà singulièrement affaibli. En général, il est très rare que cet affaiblissement né de la maladie, amène la mort immédiate; il la prépare; il rend les organes entièrement susceptibles d'être influencés par la moindre altération du sang rouge. Mais c'est presque toujours cette altération qui finit la vie. La cause de la maladie n'est alors qu'une cause indirecte de la mort générale; elle détermine celle du poumon, laquelle entraîne ensuite celle de tous les organes.

On conçoit très bien, d'après cela, comment le peu de sang contenu dans le système artériel des cadavres est presque toujours noir, ainsi que nous l'avons déjà dit. En effet, 1°. le plus grand nombre de morts commence par le poumon; 2°. nous verrons que celles qui ont leur principe dans le cerveau, doivent présenter aussi ce phénomène. Donc il n'y a que celles, assez rares, où le cœur cesse subitement d'agir, à la suite desquelles le sang rouge peut se trouver dans l'oreillette et le ventricule aortiques, ou dans les artères. En général on ne fait guère une semblable observation que dans le cœur des animaux qui ont péri subitement d'une grande hémorragie, dans celui des guillotinés, etc., quelquefois dans les cadavres de ceux qui ont fini par une syncope, circonstance où cependant cela n'arrive pas toujours.

D'après la fréquence des morts qui commencent par un embarras de poumon, on conçoit aussi comment cet organe se trouve presque toujours gorgé de sang dans les cadavres. En général, il est d'autant plus gros, plus pesant, que l'agonie a été plus longue.

Quand ces deux choses, 1°. la présence du sang noir dans le système vasculaire à sang rouge, 2°. l'engorgement du poumon par ce sang noir, se trouvent réunies, on peut dire que la mort a commencé chez le sujet par le poumon, quelle qu'ait été d'ailleurs sa maladie. En effet, la mort n'enchaîne jamais ses phénomènes immédiats (je ne parle pas des phénomènes éloignés) que de l'un des trois organes, pulmonaire, céphalique ou cardiaque, à tous les autres. Or nous avons déjà vu, d'un côté, que si elle a son principe dans le cœur, il y a vacuité presque entière des vaisseaux pulmonaires, et ordinairement présence du sang rouge dans le ventricule aortique; d'un autre côté nous verrons que si la mort frappe d'abord le cerveau, on observe, il est vrai, du sang noir dans l'appareil à sang rouge, mais aussi nécessairement le poumon se trouve alors vide, à moins qu'une affection antécédente et étrangère aux phénomènes de la mort ne l'ait engorgé, Donc le signe que j'indique ici, dénote que les premiers phénomènes de la mort se sont d'abord développés dans le poumon.

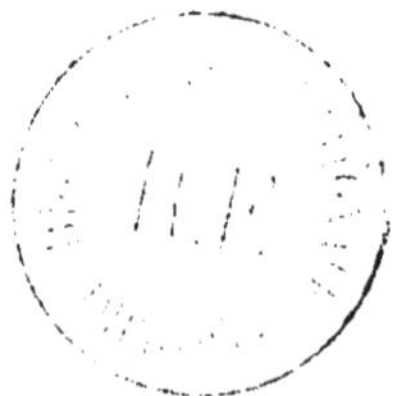

TABLE

Paris. — Typ. A.-M. Beaudelot, 16, rue de Verneuil.

www.ingramcontent.com/pod-product-compliance
Ingram Content Group UK Ltd.
Pitfield, Milton Keynes, MK11 3LW, UK
UKHW021059260726
13994UKWH00002B/585

9 782329 395531